关于微整形，
你想知道的都在这里
明明白白变美，避开万式医美坑

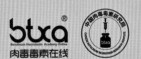

主　编　姜海燕　骆　叶
副主编　林钰庭　张荷叶　周　珺
主　审　郑志忠
监　制　中国肉毒毒素研究院

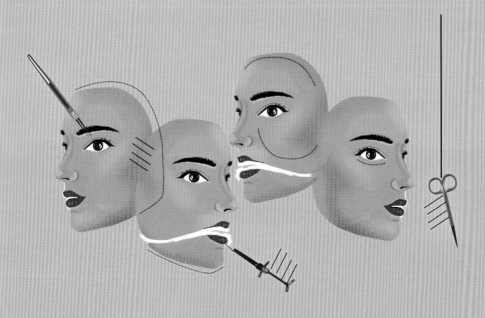

北方联合出版传媒（集团）股份有限公司
辽宁科学技术出版社

图书在版编目（CIP）数据

关于微整形，你想知道的都在这里 ／姜海燕，骆叶主编 . —
沈阳：辽宁科学技术出版社，2020.1（2022.10 重印）
ISBN 978-7-5591-1299-6

Ⅰ．①关… Ⅱ．①姜… ②骆… Ⅲ．①美容－整形外科学
Ⅳ．① R622

中国版本图书馆 CIP 数据核字（2019）第 205175 号

出版发行：辽宁科学技术出版社
　　　　　（地址：沈阳市和平区十一纬路 25 号　邮编：110003）
印　刷　者：辽宁新华印务有限公司
经　销　者：各地新华书店
幅面尺寸：145mm×210mm
印　　张：9.5
插　　页：4
字　　数：300 千字
出版时间：2020 年 1 月第 1 版
印刷时间：2022 年 10 月第 7 次印刷
责任编辑：凌　敏
封面设计：魔杰设计
版式设计：鼎籍文化创意
责任校对：王春茹

书　　号：ISBN 978-7-5591-1299-6
定　　价：98.00 元
联系电话：024-23284363
邮购热线：024-23284502
E-mail:lingmin19@163.com
http://www.lnkj.com.cn

编著者名单

主　编

姜海燕　　骆　叶

副主编

林钰庭　　张荷叶　　周　珺

主　审

郑志忠

参　编

邓　辉　　陈淑君　　马晶波

沈征宇　　张严睿　　徐永豪

林赖美枝　朱亚丽　　邢臣径

张蔚思　　孙　燚　　杨　颖

田茹君　　司婷婷　　范　皓

孙华凤　　张旭东

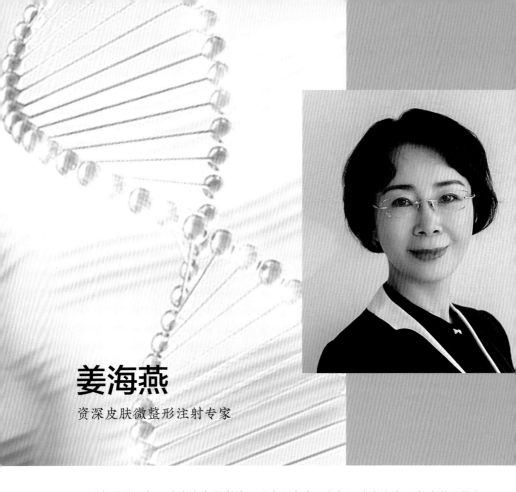

姜海燕

资深皮肤微整形注射专家

2004 年毕业于复旦大学上海医学院，硕士研究生，在复旦大学上海医学院附属华山医院皮肤科完成硕士研究生学业。专攻激光美容，肉毒毒素、玻尿酸和胶原蛋白注射，埋线技术，女性私密部敏感紧致 10 余年。

代表中国与澳大利亚、德国、法国、美国、韩国等多个国家的著名注射大师切磋交流，多次赴海外进行学术交流和演讲，掌握综合的先进注射技术。

凭借扎实的临床医学理论知识、敏锐的审美理念以及出色的临床诊治经验，成为亚太地区知名的注射微整形领军人物之一。

淘宝
购书链接

微信
购书链接

作者小红书

作者视频号

提倡年轻化疗效显著的同时，
应维持原有面容的自然与生动。

- 受聘于美国艾尔建公司，为肉毒毒素BOTOX®（保妥适）和玻尿酸JUVEDERM（乔雅登）注射培训导师。
- 受聘于高德美公司，为瑞蓝玻尿酸的专家组成员，可联合运用玻尿酸和胶原蛋白水光，改善油敏肌肤。
- 受聘为"双美胶原"专家团成员，为黑眼圈与眼周综合注射培训导师，提出"眼周问题鸡尾酒疗法"。
- 受聘为艾维岚童颜针注射培训导师。
- 受聘为美国博士伦热玛吉官方指定培训授证导师。
- 受聘于韩国韩士生科，为密特线的特聘线材与玻尿酸联合治疗讲师，是"less is more"理念的倡导者。
- 中国整形美容协会医美与艺术分会、注射美容与微整形专业委员会常务委员。
- 中国非公立医疗机构协会皮肤专业委员会委员。
- 中国非公立医疗机构协会皮肤管理委员会美塑学组委员。
- 中国整形美容协会损伤救治康复分会理事。

著作与译作

- 已出版：《关于微整形，你想知道的都在这里》
- 已出版：《你素颜最好看：水光、果酸、水杨酸、微针中胚层美塑疗法全攻略手册》
- 已出版：《光电抗衰消费者手册：皮秒、超声刀、热玛吉、Fotona 4D、酷塑一网打尽》
- 已出版：《新面部密码：肉毒毒素注射全方位攻略》（主译：姜海燕、骆叶；原著者：Altamiro Flávio, DDs）
- 已出版：《新面部密码：皮肤填充剂注射全方位攻略》（主译：姜海燕、骆叶；原著者：Altamiro Flávio, DDs）
- 已出版《新面部密码：面部注射美学解剖要点》（主审：姜海燕，原著者：Ali Pirayesh，Dario Bertossi，Izolda Heydenrych）

序

曾几何时，各种网红、流量占据了主流，

医美并不专业的大V一句话，就可以把一句谣言传播得人尽皆知，

这样一句谣言却需要整个医美专业同僚们至少耗费1年的时间去澄清！

如今的求美者，有疑问，第一时间去问"度娘"，

可是度娘里有太多夸张甚至不实的信息，

而且正能量的信息传播速度与范围往往不如负能量的信息，

这样往往导致非专业人士很难在海量的信息中找到真实可信的有用信息。

作为一名科班出身的皮肤微整形医生，我深感无力！

很多知名的医生都与我一样有微博，有微信公众号，

可是临床工作占据了我们的绝大部分的时间与精力，

毕竟医术来源于临床实践，我们很难有精力和财力把自己经营成"大V"。

所以，我想通过撰写这本深入浅出、通俗易懂、以常见问题为纲要的书，

希望"书"这种更具权威性的工具的传播，能够让广大求美者更"懂"微整形，

能够在"良莠不齐"的微整形市场中，

保护自己，选择适合自己的医美项目。

我做为微整形的注射培训导师已经10多年了，

手把手培训了非常多的微整形医生，可是仍是"杯水车薪"，

因为一整天下来，我最多能教 6 位医生，

而且只是一款产品，一种注射手法！

一位医生的成才真的需要漫长的学习时间和大量的临床实践。

可是偏偏市面上有那么多的 5 天"微整形速成班"，

导致绝大多数的微整形操作来自"假医生、假诊所、假药品"。

目前市面上并不缺大部头的专业微整形解剖和注射方法的书，

可是求美者看不懂那些书，我希望的是求美者更懂、更明白，

这样求美者就不容易上当受骗了，

骗子们自然也就越来越失去生存的土壤了，

那整个整形美容行业也就会越来越好。

看到这里，您也许觉得我"太傻太天真"，

其实我有时也觉得我自己太天真了，

可是却总想为广大求美者再做点什么，也许不能"改 变世界"，

可是至少能为"改变世界"尽一份微薄之力吧。

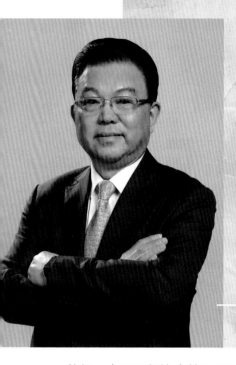

简历

郑志忠

医学博士/主任医师/教授/博士生导师

曾任：中国医师协会第二届理事会常务理事

中国医师协会皮肤科医师分会首任会长、名誉会长

中华医学会皮肤性病学分会副主任委员兼银屑病学组组

长、研究中心首席专家

中国中西医结合皮肤性病专业委员会常委

上海医学会皮肤性病学会主任委员

复旦大学附属华山医院皮肤科主任

现任：国际华人皮肤科协会（ICDA)创始会长兼名誉会长

中国整形美容协会皮肤美容分会名誉会长

中国非公立医疗机构协会常务理事兼皮肤专业委员会主任

委员

中国中西医结合皮肤性病专业委员会顾问兼痤疮学组组长

中国抗衰老促进会专家委员会委员兼医疗美容专业委员会

名誉主任委员

1963—1969　上海第一医学院医学系本科
1978年起　　上海第一医学院研究生
　　　　　　（分获硕士、博士学位）
1989—1990　法国INSERM U312学习

中华医学会专家会员
复旦大学附属华山医院资深教授

● ● ● ● ● ● ● ● ●

《中国真菌学杂志》名誉主编，《临床皮肤科杂志》副主编。《中华皮肤科杂志》《中国中西医结合皮肤性病学杂志》《中国麻风皮肤病学杂志》编委，《中国皮肤性病学杂志》《实用皮肤病学杂志》《皮肤诊疗学杂志》顾问。

获得过上海市优秀发明一等奖、上海市科技进步奖、
2018年美国皮肤科协会（AAD）主席奖、
2018年中国皮肤科医师协会"杰出贡献老专家奖"。

推荐序

随着人民生活水平的不断提高，健康中国的逐步实现，
越来越多不同年龄、不同性别的人群加入"求美者"的行列。
容颜美、体态美能让人更加充满自信，
对未来美好生活的憧憬变得更为现实。
而"微整形"美容市场也应运而生，且风生水起，鱼龙混杂。
不少黑诊所、黑医生混迹其中，
租个酒店房间就可开诊迎客，穿件白大褂就可冒充美容大师，
三五天的培训就可拿到结业证书，
这样的结果就是社会上的"美容即毁容""求美成求死"。

为了严肃规范医美行业，严厉整治非法行医，严格打击假货水货，
政府出台了不少政策法规，
给"求美者"避免"花钱又伤悲"提供了坚强的保障。
但是如何选择真正整之有效、整之能美的医疗机构和医生？
是相信网红大V？还是小广告？到底什么是"微整形"？
千人千面，还是千人一面？"求美者"们的疑惑，何处求解？
为了帮助大家解决这一问题，
毕业于复旦大学附属华山医院皮肤科硕士研究生的
资深"微整形"注射美容专家姜海燕医师联合了业内诸多同道
就自己在临床实践中碰到的种种实际问题
编写了《关于微整形，你想知道的都在这里》一书，
对微整形美容的内容做了生动有趣、图文并茂的阐述，

你想知道的有关"微整美容"的点点滴滴都可在此书中查到。

填充剂的注射是在皮下，
只有经过皮肤科正规学习和培训的专业医生，才能了解皮肤的结构和功能，
才能正确地针对"求美者"的缺陷有的放矢地进行治疗，
才能取得满意而又安全的美容效果。

作为主编曾经的老师，我为海燕医师的善举点赞！
并以此序向广大"求美者"推荐这本好书！

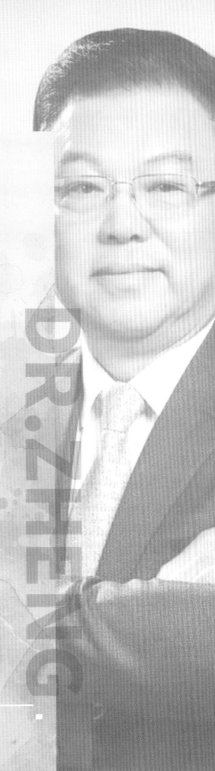

目　录

第三部分　你所不知道的胶原蛋白 　163

是否容易"脱钩"有关，希望您能仔细阅读，看懂了，相信会对您有很大帮助。那么，什么是"切割线"？什么是"压印线"？这两者哪一种更好？

blablabla……

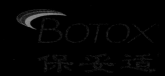

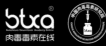

第一部分

肉毒毒素篇：

那些 保妥适
教会我们的事

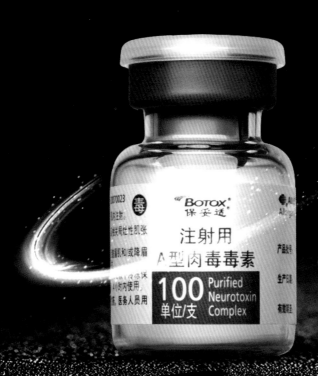

1. 保妥适是什么毒？会毒死人吗？注射多少瓶保妥适才能中毒？

保妥适中发挥功效的就是肉毒毒素，而肉毒毒素的本质是蛋白质，与神经末梢贴合，阻断其向肌肉发出的运动指令，进而可以放松肌肉，通俗地讲就是暂时切断神经和肌肉的连接。

肉毒毒素最早用来作为生化武器，使人产生头晕、呼吸困难等症状，后来用来治疗面部痉挛等肌肉障碍性疾病。

1986年加拿大一位眼科教授发现肉毒毒素可以让患者眼部皱纹消失，由此之后广泛应用于整形美容。其用于美容的剂量比生化武器时的用量稀释了40万倍。作用直径仅1~2cm的范围，而保妥适则更为精准和稳定，达到安全祛除动态性皱纹和改变脸形等美容效果。

对体重70kg的成人来讲，肉毒毒素的半数致死量为2500~3000单位，1瓶保妥适100单位，理论上说也就是一次注射25~30瓶才会产生中毒症状。

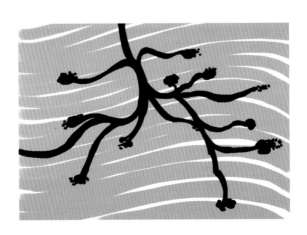

2. 肉毒毒素是一种毒药吗？为什么名字中带"毒"？

肉毒毒素是肉毒杆菌产生的含有高分子蛋白的神经毒素，是目前已知在天然毒素和合成毒素中毒性最强烈的生物毒素。它主要抑制神经末梢释放乙酰胆碱，引起肌肉松弛麻痹，特别是呼吸肌麻痹是致死的主要原因。

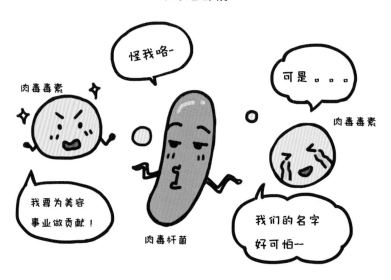

　　起初，肉毒毒素确实被用作生化武器，使敌方战士肌肉麻痹，它能破坏生物的神经系统，使人出现头晕、呼吸困难、乏力等症状；后来，它被医学界用来治疗面部痉挛和其他肌肉运动紊乱症。1986年，加拿大一名眼科医生发现肉毒毒素能够使眼部皱纹消失，从此肉毒毒素"改邪归正"，并引发了美容史上的所谓"BOTOX革命"，肉毒毒素自此被广泛用于各类除皱、瘦脸、瘦腿等医美项目。

　　对于成年人来说，注射用肉毒毒素的极限承受剂量是2500~3000单位，而在医美治疗时，一般只使用2~100单位，仅仅只是最大安全剂量的1%~4%而已，是非常安全的。

$$\boxed{肉毒毒素} \neq \boxed{肉毒杆菌}$$

　　肉毒杆菌可以源源不断地分泌肉毒毒素，而医疗用肉毒毒素是来源于肉毒杆菌，经过提纯，剂量明确，效价稳定的产品，正确使用不会产生危险后果。这就与青霉素和青霉菌的关系类似。

3. 为什么保妥适是肉毒毒素里最好的品牌？它有什么与众不同之处吗？

保妥适有超过30年的临床应用史，截至2019年，全球累计产量达1亿瓶，是迄今为止，市场占有率最高的肉毒毒素产品（2015年占据市场份额的73.8%）。其口碑和销量，源于产品的特性和临床应用的安全有效性。保妥适自问世以来，对其的药动学特点、临床剂量、药效、持续时间和安全性等，有近3500个公开发表的研究。自1989年首次被FDA批准用治疗斜视之后，保妥适在全球被超过97个国家和地区批准了30个适应证。

其卓越特点是：

（1）保妥适的分子量是单一恒定的900KD，保妥适（BOTOX）注射后的弥散面积为$1.44cm^2$，就注射方面而言可以更加精确。因此，保妥适可以用于精细化要求更高的面部等部

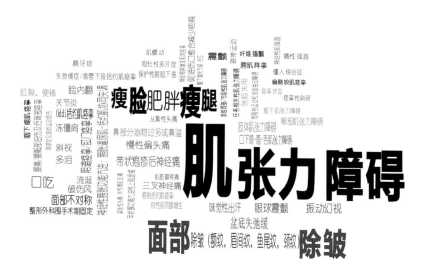

位，尤其适合去除细小皱纹。弥散度：通俗点讲，弥散度可以想象一滴水滴在纸上，散开的水纹大小。弥散面积越小，越不会影响周围肌肉，不会造成面部表情僵硬、眼睑下垂等后遗症，因此在安全性上，美国保妥适(BOTOX)更胜一筹。

（2）运用的赋形剂是可追溯的人血白蛋白，因此更加安全，不会引起过敏反应，不会发生注射局部红肿。

（3）保妥适（BOTOX）采用的"真空干燥的方法"包装，不容易产生抗体。可以保障我们"七老八十"以后仍可以使用肉毒毒素成功除皱。临床中我已经见过很多求美者因为没有品牌意识，注射过很多品牌的肉毒毒素，导致产生肉毒毒素抗体，肉毒毒素耐

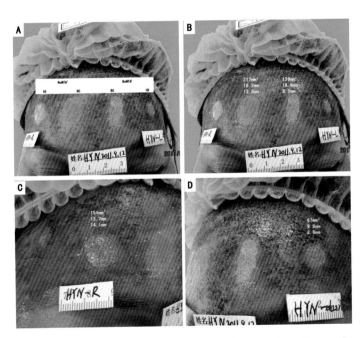

此图是姜海燕医生曾经发表在 SCI《Dermatology Surgery》
2014;40:1–9 文章里的图片

药，因为只要产生一个品牌的A型肉毒毒素抗体，所有品牌的A型肉毒毒素就都耐药了！自此就只能"望皱兴叹"，拿皱纹无可奈何了。

（4）每瓶保妥适药物的肉毒毒素剂量恒定性极高：我来解释一下"产品恒定性"。作者我是个猫奴，我家猫主子非常挑食，如果罐头的产品恒定性不好，就意味着不同批次的产品味道和肉质会不同，不同时间购买的罐头，猫有可能闻一闻就嫌弃地走开了。所以猫罐头的产品恒定性非常重要。我们再来看肉毒毒素，如果产品恒定性优秀，无论拿哪个批次的产品都是100U；反之，这一批次的每瓶90U，下一批次的每瓶120U，那医生如何精准掌握到底注射了多少单位？继而导致临床效果的不确定性！

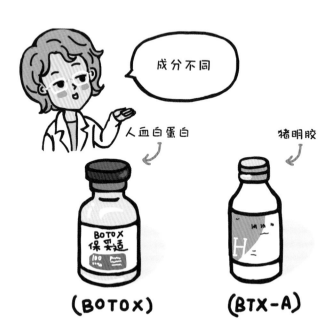

4.保妥适这么好，如何鉴别其真假呢？

检查药品

①外包装顶端及底部的镭射标签及一次性胶水封口可以确保打开过的外盒不被重复利用！

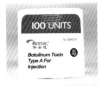

②虚线折痕设计，外盒打开更简便，防止二次利用！

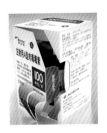

③药品电子监管码，为药品提供身份验证信息存储与采集物流流向统计等信息服务！

④特别的瓶垫设计全方位保护瓶身，减少运输途中造成的破损！

⑤外瓶四周360°彩色镭射标签，更不易被仿造！

⑥全新患者联和医生联设计，撕开后出现"USED"字样，确保药品不被重复利用！

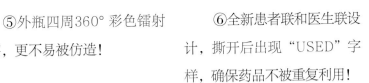

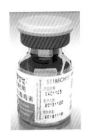

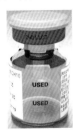

查询药品

（1）下载"支付宝"App。

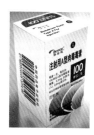

（2）扫描药品电子监管码；在支付宝中可以清晰了解药品的生产批次、生产日期、有效期等数据；同时，可以了解药品在正规渠道中的流向。

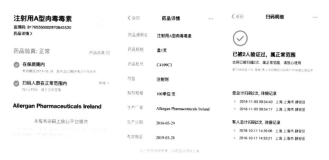

（3）假药的特点：各有各的假，不胜枚举。例如：

• 产品包装粗糙。

• 产品标示和信息不全。

• 细长的瓶子。

• 非紫色的瓶盖。

• 有白色块状物及粉末。

• 非正常规格。

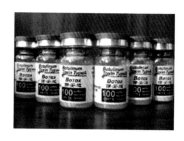

5.国产及进口瘦脸针可以混着打吗？如果之前打过蓝毒、粉毒、彩毒、衡力等其他各种"毒"，能更换为保妥适吗？

首先，同一部位，不同品牌的肉毒毒素不能混着注射！每一种肉毒毒素的制作方法和测量方法是不同的，其效价也不同，也就是同等单位剂量产生的效果是不一样的，混合起来就会影响医生对药品剂量进行正确的判断。同时每个产品的过敏发生率也不一样，术后出现不良反应，很难判断是什么原因造成的。

如果除皱用保妥适，注射小腿用衡力，两者之前均未发生过敏反应等不良情况下，同一天可以在不同部位采用不同品牌。

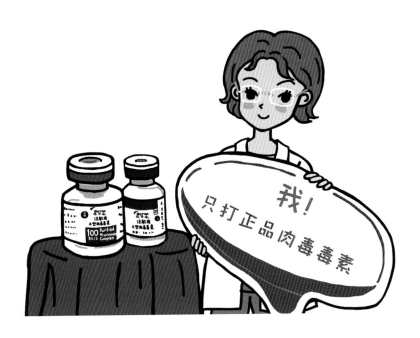

蓝毒、粉毒和彩毒目前均未通过国家药品认证，其产品杂质及每瓶剂量是否均一都很难保证，安全性就很有问题，不建议大家注射。2019年中央电视台还曝光了，韩国最大肉毒毒素生产车间细菌超标！笔者还见过打了1次蓝毒就产生耐药性的求美者！蓝毒、粉毒、彩毒、保妥适、衡力均属于A型肉毒毒素，产生耐药性之后更换保妥适也是没有办法拯救的。在没有产生耐药之前更换为保妥适，注射时间间隔也建议要在2个月以上，避免出现短时间内注射剂量过大产生不良反应。

划重点：目前国内肉毒毒素只批准了衡力和保妥适，其他产品均为不合规产品。

6. 肉毒毒素可以完全代谢吗?

肉毒毒素可以完全代谢。

这个问题想必大家都非常关心，我们先来看一看注射用A型肉毒毒素（保妥适）的说明书是怎么描述的。

【药代动力学】

活性物质的一般特点：

组织分布临床试验表明：鼠腓肠肌注射 ^{125}I 标记的 A 型神经毒素复合物后，在肌肉中很少弥散，随后快速系统代谢并随排尿排出。肌肉中放射性标志物的半衰期约为 10 小时。放射性物质在注射部位主要以大分子形成存在，即便少量进入系统循环的放射性物质也是 TCA 可沉淀的，提示腓肠肌注射放射性 I 标记的 A 型神经毒素复合物后，毒素全身暴露量极低。注射后 24 小时内，60% 的放射性物质随尿液排出，毒素可能由蛋白酶分解，然后分子成分则通过正常代谢途径循环。

基于本产品的特质，未进行该制剂活性成分的吸收、分布、生物转化和排泄方面的传统试验。

患者体内作用特点：

可以确信治疗剂量的本品全身分布很少。在推荐剂量范围内，本品肌肉或皮内注射后一般不会在外周血液存在可测量的水平。每次治疗时，推荐神经毒素剂量并不会导致全身、明显的远端临床效应，即在没有其他神经肌肉功能异常的患者中引起肌肉无力。然而使用单纤维肌电图技术可测到在远离注射部位的肌肉中发现神经肌肉阻滞作用（如肌颤），但并不伴有任何临床症状和体征。

简单地讲，注射后24小时，60%的放射性物质随尿液排出，剩下的毒素通过机体正常的代谢途径循环，并且按照推荐的剂量进行注射后，外周血液中不会存在可测量到的剂量。

大家问这个问题首先担心的是安全性，那么根据说明书的描述，在治疗推荐剂量内使用是非常安全的，因为剂量很少，都达不到可以测量的剂量。

可能大家也留意到了肌肉中放射性标志物的半衰期是10小时，那么保妥适的疗效可以维持4个月以上是为什么？要解释这个问题就要先介绍下保妥适的作用机制了。

保妥适是通过阻断肌肉的通信机制（抑制神经递质乙酰胆碱的释放）达到除皱的目的的，那么肌肉的通信机制再次建立起来需要将近4个月的时间，在这个过程中是可以维持治疗效果的。半衰期只是肌肉中药物浓度下降一半所需要的时间，而药效的维持时间要看肌肉通信机制再次建立所需要的时间，所以是不同的。

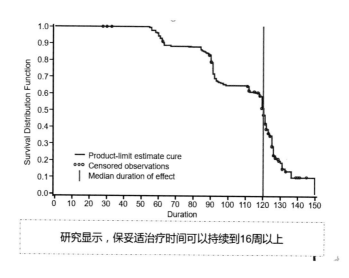

研究显示，保妥适治疗时间可以持续到16周以上

7. 保妥适都能用来去除什么皱纹？起效时间与疗效维持时间有多长？

保妥适阻断神经对肌肉的控制，所以可以去除动态性皱纹，也就是做动作时产生的皱纹，通常用于消除皱眉纹、抬头纹、鱼尾纹、兔线等。注射后肉毒毒素被神经末梢摄取，这个过程需要3~7天，也就是起效时间。最佳状态在2周到3个月之间，而神经和肌肉之间新的链接也会在3个月之后慢慢形成，肌肉重新接受神经的指令，动态性皱纹也开始出现，维持时间4~6个月，因个体差异维持时间也略有不同，再次出现皱纹之后建议再次注射保妥适。

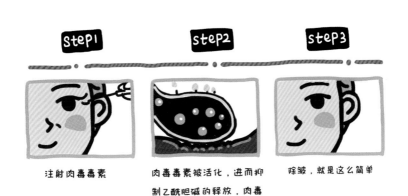

step1　注射肉毒毒素

step2　肉毒毒素被活化，进而抑制乙酰胆碱的释放，肉毒毒素开始起作用了

step3　除皱，就是这么简单

8. 保妥适除了瘦脸，还能瘦哪里？起效时间与疗效维持时间有多长？

除了瘦脸修饰脸形，保妥适还可以瘦肩、瘦小腿，让您轻松拥有天鹅颈、细长腿。

瘦脸、瘦腿等形态改变的效果用一个词概括就是：用进废退。肌肉失去神经支配开始放松，肌肉的体积就会慢慢缩小，2周开始见效，1个月时效果比较明显。3个月后神经肌肉连接重新建立，肌肉开始运动，体积逐渐增大，4~6个月后逐渐恢复原样，这个时候如果追加2~3次注射，肌肉在长时间内呈放松的状态，效果比单次注射更持久。

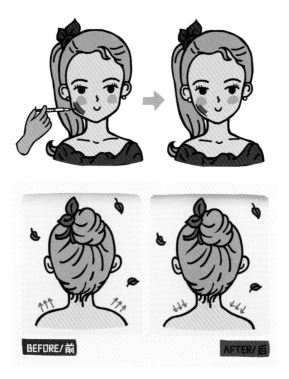

BEFORE/前　　AFTER/后

9. 为什么除皱和瘦脸的起效时间不一样啊?

　　神经和肌肉断开链接，只要肌肉松弛皱纹就会消失，所以除皱起效时间短，3~7天就起效了；而从肌肉松弛到体积缩小，这就需要一定时间了，大约需要1个月起效，所以除皱和瘦脸的起效时间就会有明显差别。

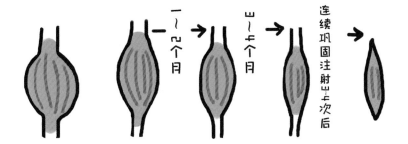

10. 脸大就要打瘦脸针吗？腮腺大也是脸大的原因。

自拍or出街，找对角度才美丽？小脸就不用这么费力了，而且现实中的美丽需要360°无死角，小脸是第一步。如何实现小脸，大家首先想到的就会是"打瘦脸针"。没错，瘦脸针确实是安全、有效的一种瘦脸方式，但问题来了，所有的大脸都适合打瘦脸针吗？答案肯定是否定的。

我们先来分析脸大的原因：

（1）肥肉多（胖）：减肥。

（2）肌肉大（咬肌大）：打瘦脸针。

（3）骨头大（下颌角大外翻）：手术。

（4）腮腺大（此题的重点）：肉毒毒素注射腮腺瘦脸。

（5）鼻梁低，下巴短（没有立体感的大饼脸）：玻尿酸隆鼻，隆下巴。

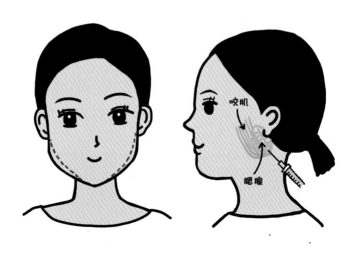

腮腺就是图中那块黄色的腺体，腮腺大，耳垂周围肥大，质韧。

很多求美者，打了很多次咬肌，开始打第一两次时有效，后来效果就很不好，可是脸还是很宽。这时就要考虑：脸大是否还有其他原因。其中一个原因就是连很多微整形医生都不知道的腮腺肥大。

临床中为了脸小且立体，往往需要进行联合治疗，使用肉毒素瘦脸，隆鼻、隆下巴联合瘦脸是可以调节脸形的。

11. 瘦脸除皱和瘦腿可以同时打吗？

保妥适的安全窗较大，成人至少注射2000U肉毒毒素才会产生中毒症状，这些部位同时注射最多能注射300~400U，和中毒剂量相差很大，因此同时注射不会有很大风险。

并且推荐注射最好在一天内进行，因为抗体的产生和注射频次相关性更大，也就是隔三岔五注射的方式更容易产生耐药性。

不过注射前一定要先排除禁忌证，如过敏体质、怀孕和哺乳期妇女、重症肌无力患者等。

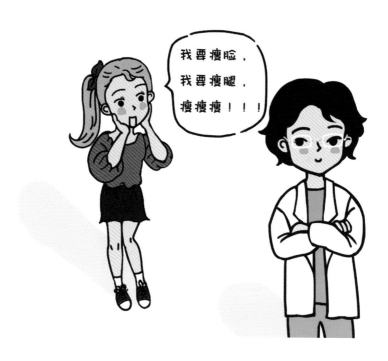

12. 肉毒毒素注射会产生僵硬的感觉吗？全脸除皱里，有没有不适合用保妥适的部位？

上面部最容易产生皱纹，而中面部的主要问题是皮肤松弛，一般除皱部位主要是在上面部和中轴线部位，如额纹、眉间纹、鱼尾纹、鼻子上的兔纹、大笑时露上龈等。而中面部是表情肌的集中部位，也是面部的上提肌群，若在这里注射，会产生面部表情僵硬、不自然的感觉，对正常人来说，这里不是保妥适的作用位点。

保妥适也有一些禁忌证，拿起镜子平视，看看自己的上眼皮能不能盖住黑眼仁，若能覆盖1/3或以上，那额纹是不能注射

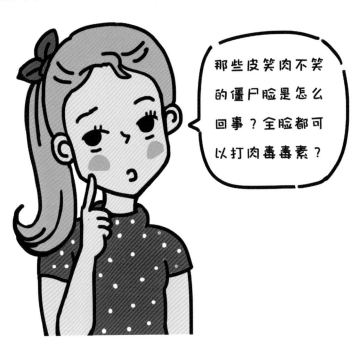

那些皮笑肉不笑的僵尸脸是怎么回事？全脸都可以打肉毒毒素？

的，额肌有上提上睑的作用，额肌放松后眼睛就更加睁不开了。所以，上睑提肌无力的求美者，不适合注射额纹，注射去除皱眉纹时，剂量也要更保守，注射位点更精准。

合理注射肉毒毒素可以提升眉毛，有表情动作且皱纹减少。如果在额头等一些位点注射量较大或位点选择不合适，就会过度抑制或弥散到不该作用的部位，产生相应作用而导致表情怪异。所以一定要到正规医院找正规医生，更精准地注射才会达到美的效果。

13.最近流行保妥适提升打法，这又是什么？有道理吗？

这是运用了肌肉之间相互制衡的原理，面部有向上提的肌肉，也有向下拉的肌肉，把向下拉的肌肉抑制下去，提肌的力量自然就更强了。

面颈部最大的一块降肌就是颈阔肌，颈阔肌薄而宽阔，沿下巴和颈的两侧分布，像倒置的扇形，连接到肩部和上胸部，牵拉口角和下颌缘向下。用肉毒毒素注射颈阔肌，减轻颈阔肌向下牵拉的力量，而让提肌更好地发挥提升的功效。

长期注射下颌缘更清晰。

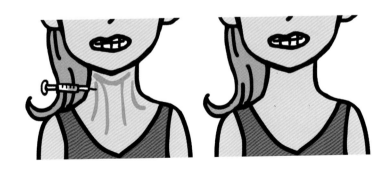

14. 我的法令纹可以通过注射肉毒毒素来改善吗?

唇周是无脂肪区，中面部面颊的地方是多脂肪区，这两者的差别在局部造成一个阶梯，所以法令纹是天然存在的。法令纹的深浅有多个影响因素，继而法令纹的改善方法也有不同。

其一，有些人中面部发育不良，鼻基底凹陷，而颧弓处相对较高，法令纹就像山谷一样，这样的解剖结构决定了在基底部填充玻尿酸才会有效改善。

其二，也是最常见的。面部解剖结构正常，但随着年龄的增长，皮肤弹性下降，松弛度增加，法令纹也会随之加深。有研究显示，面颊深层脂肪随年龄萎缩，而浅层脂肪体积有增大趋势，这也会加重法令纹。所以从这个层面，改善法令纹首先要解决皮肤松弛问题，可以选择超声刀、热玛吉、埋线等收紧中面部，玻尿酸深浅层填充，也可以采用综合方法改善法令纹。

其三，还有部分人笑起来鼻唇沟外侧隆起明显，上牙龈外露，这主要是因为"提上唇鼻翼肌"发达所致。这种类型的法令纹加深可以选用肉毒毒素注射，然而此处注射肉毒毒素要非常小心，位点剂量稍有偏差就会影响面部表情。

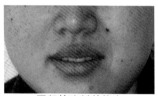
露龈笑注射前静态

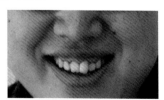
露龈笑注射前动态

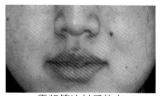
露龈笑注射后静态

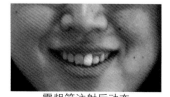
露龈笑注射后动态

15. 一到夏天我都不敢穿嫩色的漂亮衣衫，因为我腋下很容易出汗，腋下的衣服湿了以后特别尴尬，有办法吗？

夏天快来临时，每一位姑娘、小伙都喜欢换下厚重的衣衫，穿上高质感、色彩清爽的夏装，好不惬意！

可是总有一些人到了夏季就开始苦恼于"腋下多汗症"。衬衫常会湿嗒嗒的，一抬胳膊，衣衫湿了一大片，好尴尬啊！

多汗症非常常见，好发于腋下、手、足等部位，其对身体健康没有影响，只是影响日常生活、工作和社交活动。

很多讲究的白领、金领都会选择在5~6月份在腋下注射肉毒毒素，减少腋下的汗液分泌，穿衬衣和裙子时就不会因为腋下多汗、湿了衣物而尴尬了。

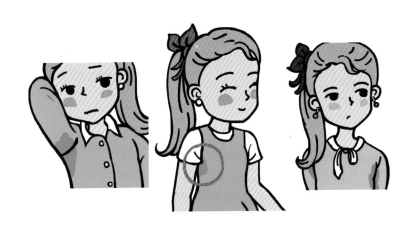

用肉毒毒素治疗腋下多汗症在欧美发达国家非常流行，那肉毒毒素为什么能够治疗"多汗症"呢？

腋下分泌汗液的小汗腺是受交感神经支配的，肉毒毒素可以有效阻断交感神经对小汗腺的支配作用，达到显著减少汗液分泌的功效。

一般在肉毒毒素注射2~3天起效，1周后效果显著，多汗症状基本消失，疗效维持4~6个月，所以每年5~6月份注射1次肉毒毒素，可以帮您安度炎炎夏日。

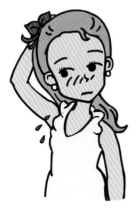
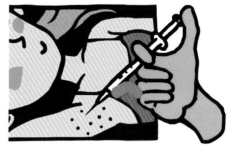

16. 保妥适竟然还能去狐臭？天哪，这拯救了我！再也不用喷那么多香水了。

　　刚刚看完上一页的"腋下多汗症"，再看到"狐臭"，你们晕了吗？

　　那么首先让我们来说明一下"腋下多汗症"与"狐臭"有什么差别吧。

　　人的汗腺有两种，一种是小汗腺，比较细小，分布于全身，主要功用是排汗、调节体温。多汗症表现为全身(泛发性多汗症)或局部(局限性多汗症)。如果您只是局部腋下多汗并且没有伴随异味出现，一般考虑是腋下小汗腺分泌过多所致，可以很明确地告诉大家，如果没有异味只是单独多汗那么便不是狐臭。

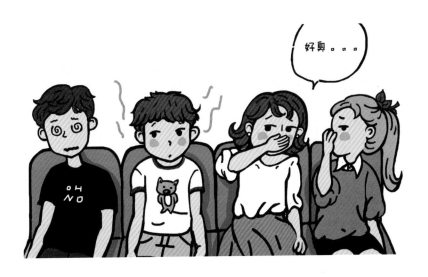

人体另一种较大的腺体称为顶浆腺，也是所谓的大汗腺，其分布在腋窝、阴部等特殊地带，而其中又以腋窝最为多见。顶浆腺分泌出来的浆液原是无臭的液体，但当浆液受到滞留于腋下的细菌分解后，才成为有臭味的液体，俗称为狐臭。

看到这里，聪明如你，已经猜到肉毒毒素治疗狐臭的原理在哪里了吧？

肉毒毒素通过阻断腋下小汗腺局部出汗，改善腋下潮湿的环境，降低细菌的繁殖，改善了狐臭！通常在夏天来临之前注射肉毒毒素，就可以有效改善狐臭一个夏天哦！再也不需要喷那么多香水了，香水夹着狐臭真心能把电梯厢里的其他人熏晕哦！！！

17. 保妥适还有哪些神奇的作用？

保妥适在美容方面主要作用于肌肉和部分腺体，除了常见的美容项目，临床还可用于各种治疗肌张力障碍（斜视、口下颌肌张力障碍、痉挛性构音障碍、足肌张力障碍、面肌痉挛、抽动障碍、口吃等）。

肉毒毒素作用于感觉神经可用于治疗紧张性头痛、颞颌关节紊乱、三叉神经痛、带状疱疹后遗神经痛等。

肉毒毒素作用于自主神经系统，可治疗手脚，腋下多汗，流涎，良性前列腺增生，食管括约肌失迟缓症等症。

另外，肉毒毒素还可用于调节内分泌细胞治疗肢端肥大症等症。

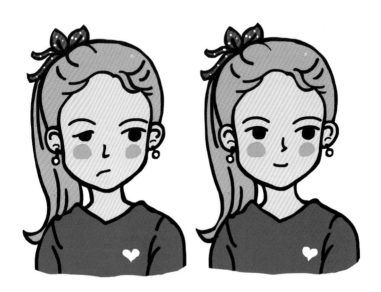

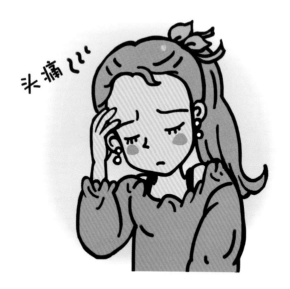

头痛〈〈

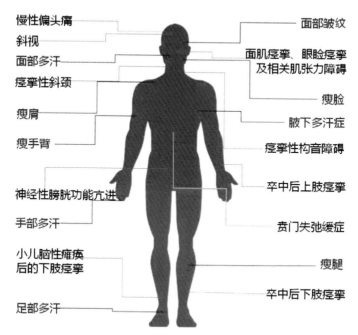

慢性偏头痛

斜视

面部多汗

痉挛性斜颈

瘦肩

瘦手臂

神经性膀胱功能亢进

手部多汗

小儿脑性瘫痪
后的下肢痉挛

足部多汗

面部皱纹

面肌痉挛、眼睑痉挛
及相关肌张力障碍

瘦脸

腋下多汗症

痉挛性构音障碍

卒中后上肢痉挛

贲门失弛缓症

瘦腿

卒中后下肢痉挛

18. 做光电治疗的顾客，想打保妥适，应该间隔多久？可不可以在同一天进行呢？

这要看激光的类型，肉毒毒素的精准性在于其弥散范围，若光电项目在注射局部产生较多热量，那势必会增加肉毒毒素的弥散范围，导致副作用的产生。

首先如果不是同天进行治疗，先做保妥适注射还是先做光电治疗呢？都可以。为了保险起见，可以先做光电治疗，后做保妥适注射。

其次如果是选择同天进行多个项目治疗，需因人而异，根据实际治疗反应以及临床医生的经验具体判断。一般情况下，先做热玛吉和超声刀，之后敷修复面膜，观察皮温和皮肤情况，等皮温恢复正常再注射保妥适；若是做点阵激光，要等皮肤恢复好，1~2周后再进行注射；但若是光子嫩肤，面膜敷好之后温度已然降至正常，就可以立即注射了。

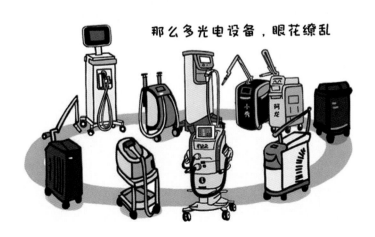

那么多光电设备，眼花缭乱

19.做了超声刀还能打保妥适吗?

超声刀的主要功效是收紧皮肤，但是并不能使动态纹消失，颈阔肌部位联合注射保妥适可以增强超声刀的紧肤效果。超声刀治疗结束后，敷皮肤修复面膜，然后观察皮肤的情况，如果皮温恢复正常，没有水肿，可以即刻注射保妥适，但是如果超声刀术后局部皮肤有红肿，建议1~2周后再行保妥适注射。

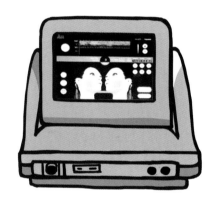

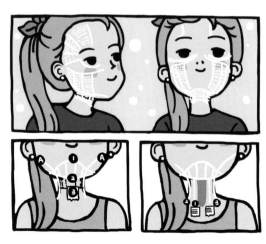

20. 水光针里加保妥适可以使得美白补水的效果更强吗？

水光针利用了玻尿酸的吸水特性，直接把玻尿酸注入真皮层，有效锁住水分，让皮肤显得饱满、光泽、有弹性。

加入少量保妥适可以阻断面部副交感神经对皮脂腺的支配，也可以放松立毛肌，因此达到减少皮脂腺分泌、缩小毛孔的效果，产生皮肤细腻的外观，使水光针效果得到加强。国外一些学者研究发现，面部进行保妥适微滴注射可以有效抑制血管扩张，缓解皮肤潮红，改善皮肤敏感状态，因此水光针里添加肉毒毒素可以加强玻尿酸补水的功效。

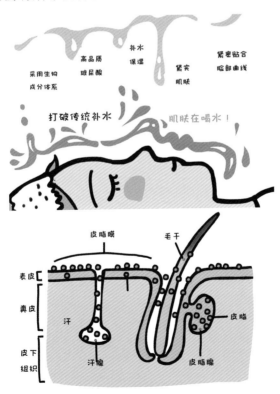

21. 有保妥适的水光针配比推荐方法吗？

通常水光全面部注射保妥适的用量不需要太多，一般2~5mL水光液里加入10~20U的肉毒毒素进行全面部注射就可以达到很好的效果了。

一般说来，干性皮肤少加甚至不加肉毒毒素，油性皮肤略微多加一些。因为肉毒毒素控制皮脂腺分泌的同时，抑制汗液的分泌，加了过多的肉毒素素的水光针有可能会让干性的皮肤更加干燥。

如果需要加肉毒毒素改善和毛孔促进皮肤细腻，建议肉毒毒素的添加间隔为2个月以上，不能次次水光针都添加肉毒毒素，肉毒毒素推荐使用保妥适，以降低肉毒毒素抗体产生的概率。

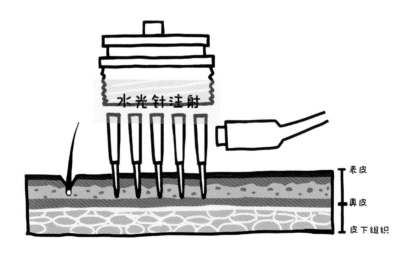

22.打了加了保妥适的水光针后，多久可以打瘦脸针和除皱针？

在这几种治疗中，肉毒毒素剂量的总和是非常安全的。

术后均要避免大量出汗，勿食辛辣刺激食物等，可以同一天进行注射。

同一天注射可以减少肉毒毒素注射频次，可以降低其耐药的发生率。

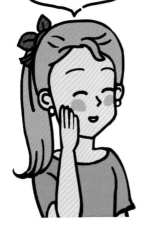
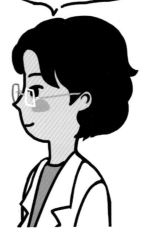

23. 水光针真的是连续打3次之后，只需要每4~5个月打1次进行保养吗？

将玻尿酸注射入真皮后，与局部细胞间基质融合，使局部组织有更好的水合作用和微循环状态。而玻尿酸在与局部组织融合的同时也会被吸收降解，因此，水光针的维持时间是有限的。一般情况下，水光针连续打3次之后，皮肤的水合状态比较稳定，但后续保养还是要结合个人状态而定，皮肤比较干燥或平时熬夜较多、作息不规律等人群可以相应增加注射频次。韩国一些影星为了保持皮肤的最佳状态，每1~2个月都会注射水光针。

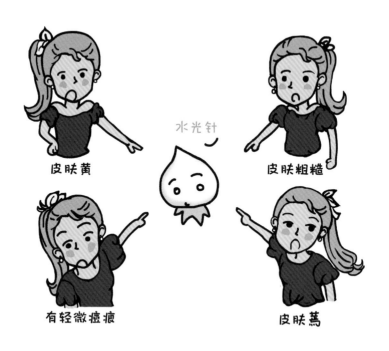

24. 顾客想打保妥适和玻尿酸，可以同一天注射吗？

保妥适注射在肌肉层，而玻尿酸大都注射在皮下或骨膜上，分属不同层次，同一天注射完全没问题。而且有些部位如额头、下巴，注射肉毒毒素后可以缓解肌肉运动而带来的玻尿酸移位，进而也会减慢玻尿酸降解速度，延长玻尿酸的有效时间。

由于注射肉毒毒素后不可以随意按摩注射部位，而注射玻尿酸往往需要即刻按摩塑形，所以如果同一天注射肉毒毒素和玻尿酸，建议先注射玻尿酸，塑形结束后，再注射肉毒毒素。

玻尿酸与肉毒毒素联合注射可以高效地同时解决动态性皱纹与静态性皱纹。

如果肉毒毒素和玻尿酸不是同一天注射，建议先注射肉毒毒素放松肌肉，解决动态性皱纹，然后注射肉毒毒素后7~27天时（此阶段是肉毒毒素最佳效果时期）再注射玻尿酸。

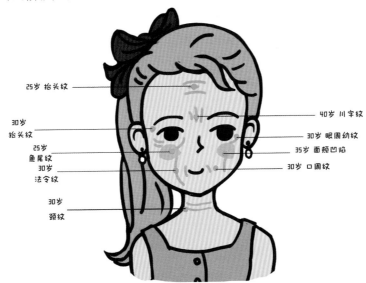

25. 线雕和保妥适可以同一天进行吗? 先做线雕还是先打保妥适?

线雕作用层次主要在皮下、脂肪层和筋膜层，而肉毒毒素在肌肉层，两者互不影响。因为注射保妥适之后要避免药液弥散范围扩大，禁止按摩揉搓等操作，所以两者若在同一天操作，应该先做线雕，再注射保妥适。而且肉毒毒素可以放松肌肉力量，有助于稳定和加强埋线提升的效果。

需要注意的是线雕的操作和医生的习惯、熟练程度等有很大关系，如果线雕术后水肿较严重建议两者分开操作，先注射肉毒毒素，间隔2周左右后进行埋线提升。

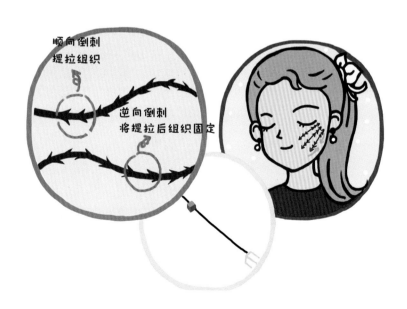

26. 做手术后，想打保妥适预防疤痕，应该术前打还是术后打？

建议在当天手术后，刀口周边注射保妥适，降低周围肌肉张力，可有效减轻瘢痕。

有文献报道以及临床都发现，在做双眼皮术后即刻对鱼尾纹处注射肉毒毒素，可以让双眼皮手术恢复得更好更快，假体隆胸手术后即刻使用肉毒毒素注射胸大肌，能够有效减轻术后疼痛，具体注射剂量与方法由临床医生把控。

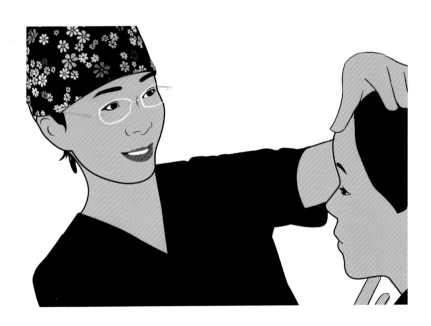

27. 做了眼袋手术的顾客可以打保妥适吗？

先说说眼睛内侧和眼睛下方的皱纹：眼袋切除术后眼睑内下方皮肤细纹相对增多，主要是因为眼睑皮肤薄，长时间用眼松弛导致，在内眼角微量注射保妥适可减轻皱纹，但不能完全消除，要联合光电技术如点阵激光和热玛吉来进行收紧，必要时配合水光针治疗，增加眼周皮肤含水量，减少眼周干纹。

再谈谈眼睛外侧的鱼尾纹：外侧动态性鱼尾纹仍可用保妥适得到有效改善。

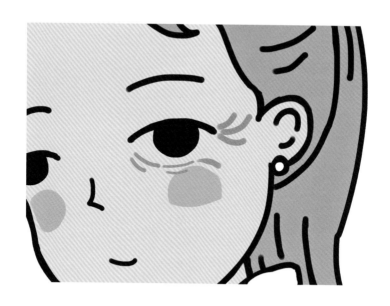

28.水光针里，PRP配方里，甚至化妆品里都有保妥适，这些保妥适起什么作用？

水光针里添加保妥适可以有效阻断面部副交感神经对皮脂腺的支配，因此而减少皮脂腺分泌，并放松"立毛肌"缩小毛孔，达到皮肤光滑细腻的效果。

PRP是富含血小板的自体血清，含有多种生长因子，添加保妥适可以放松局部组织，有利于促进局部血液循环，有效修复创面（目前部分地区PRP不合规）。

化妆品里主要含有类似肉毒毒素的肽类产品，然而这些产品很难通过皮肤屏障进入到"神经肌肉接头"，所以其效果大打折扣。

与其买那么昂贵，效果不明确的眼霜，真不如打个肉毒毒素除皱更爽气，效果明确又省钱！

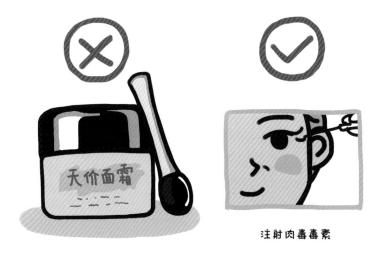

注射肉毒毒素

29. 瘦脸针打完会引发面部松垮、法令纹加深吗？

这要分情况看，年轻人面部皮肤紧实，注射咬肌后基本不会松弛。

下列3种情况，注射瘦脸针后，法令纹加深的可能性较大：

（1）35岁以后皮肤松弛明显，回缩力差。

（2）咬肌特别大，占有很大容量者。

（3）面部脂肪量较多者。

有这些情况的人可能会很沮丧，不要沮丧，有经验的医生会想办法让你瘦脸的同时面部不松垮，毕竟现在大脸不流行啊，瘦脸很重要！

30. 我闺蜜打完瘦脸针后，咬肌酸，我咋没有这个现象？注射后的酸胀程度和效果是否有关系？瘦脸针打多了，会不会以后咬东西都咬不动？

瘦脸针作用于咬肌，部分放松这块肌肉，使咀嚼力量减弱。咬肌松弛后，摸上去硬度降低，这是肉毒毒素起效的表现。部分人在开始起效的1~2周内会觉得咬东西有点酸胀无力的感觉，但这并不是每个人都会出现，再过1~2周，这种无力感就会消失。酸胀感与注射剂量、个体对药物的反应以及注射频率有关，没有酸胀感也是正常的，只要咬肌放松，不过度咀嚼，咬肌体积会在4周左右缩小。

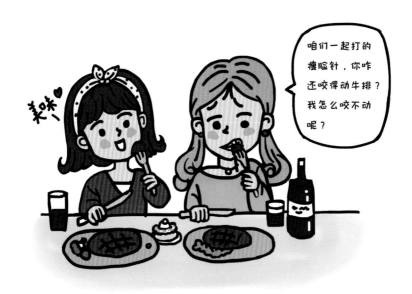

那么，瘦脸针打多了，会不会以后都咬不动了？不会的。咀嚼肌是一组肌肉，由咬肌、颞肌、翼内肌、翼外肌共同组成，咬肌只是其中一部分，咬肌放松之后，的确有一部分人会出现暂时的咀嚼无力，这种现象一般会在2周左右有改善，因为其他咀嚼肌会代偿发挥咀嚼作用，而且咬肌通过运动也可以恢复部分体积和肌力。所以不存在瘦脸针打多了，以后咬不动东西的说法。

作者本人也长期规律地注射瘦脸针，虽然咬得动，但是不想咬硬的食物，反而改掉了吃瓜子，嚼鱿鱼丝的爱好，因为这样，瘦脸的效果会更持久。

31. 现在满大街都是巴掌脸，瘦脸针这么普及了，为何医生一定要我面诊，才能判断我是否适合注射瘦脸针？

网络上经常会有人问我："医生，你看看我需不需要瘦脸？"

我经常会说，来面诊吧。我需要看到你面部的动态与静态以及你的骨相与气质，摸摸你的皮肤紧实度，摸摸你的腮腺大不大再做判断。

保妥适只能解决肌肉肥大或者收缩问题，而面部肌肉松弛与缩小可能会带来继发性凹陷，甚至松垂等问题。注射点和深度、剂量的选择是门艺术，关键是平衡。

所以，你是否适合注射瘦脸针，让我当面告诉你吧。

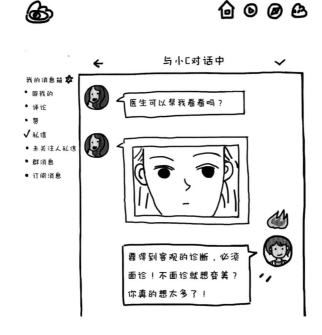

32. 打完保妥适去除抬头纹，为何眉毛变形了？该怎么纠正？

额肌有上提眉毛的作用，如果眉毛上方注射不对称或左右剂量相差较大，会导致上提眉毛的力量不一致，眉毛也会因此变形。不过不用担心，在相应肌肉没有被抑制的位点追加注射，眉形还是可以很快恢复的。而如果注射相对均匀，有1%~5%的病例会出现轻微的眼角下垂或眉尾下垂，通常2周左右会恢复正常，无须过于担心。

抬头纹注射提倡多点少剂量注射，在提高有效性的同时保障安全性，可使表情生动自然。

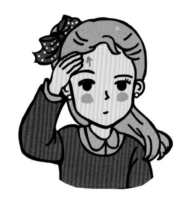

患者自行用手抬高眉毛，重睑线显现

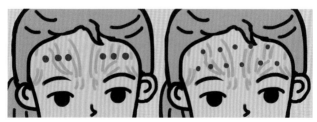

提倡如右图般多点小剂量注射

33.打完鱼尾纹，眼外侧的鱼尾纹是明显少多了，可是怎么眼底内侧的皱纹增多了？为什么？怎么办？

鱼尾纹主要指外眼角的如鱼尾巴形状的皱纹，而眼轮匝肌是一个环形肌肉，抑制外侧肌肉，会部分造成内侧肌肉代偿性加强。

可以在内眼角处和眼下另加1~3点，注射极少量肉毒毒素来改善。注意注射前要评估眼周衰老的整体情况，如：皮肤弹性、肌肉力量、眼袋的情况、卧蚕的情况。谨慎注射，以免注射后继发眼袋加重、卧蚕变小甚至消失等情况。

然而有时眼睛内侧和下方皱纹不能完全消除，要联合光电技术如点阵激光和热玛吉来进行收紧，必要时配合水光针治疗，增加眼周皮肤含水量，减少眼周干纹。

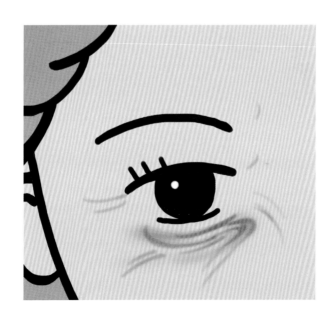

34.打完川字纹，为何上眼皮下垂了？怎么救啊？要多久才会好啊？

这种情况的发生可能是因为注射剂量过大，注射位点不准确或注射后热敷、剧烈运动、按摩注射位点等，肉毒毒素弥散到提上睑肌所致。这种情况无法立刻消除，只能等局部肉毒毒素降解，新的神经肌肉连接重新形成，期间可以通过蒸桑拿、热敷、理疗等方法促进肉毒毒素的降解，年轻人2周后会改善很多，40岁以上的完全改善需要1~2个月或以上。严重者可以用拟肾上腺素类滴眼液如萘甲唑啉滴眼液等滴眼，通过兴奋交感神经刺激肌肉收缩，改善眼睑下垂的症状。

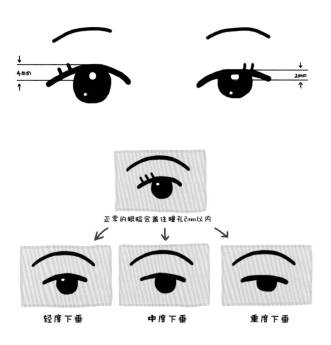

35. 我注射额纹和眉间纹7天后上眼睑水肿，为什么？听说，通过注射治疗鱼尾纹的人年纪大一点也会有短时间的眼周水肿？这是为什么？如何避免？一旦发生了，有什么办法改善吗？多久会改善？

首先我们来了解一下水肿的发生过程。

正常情况下，肌肉收缩会挤压肌肉间的血管、淋巴管，促进血液回流，这就是"肌肉泵"原理。很多人知道，长期站立的人发生下肢静脉曲张的概率很高，就是因为下肢静脉回流依靠肌肉挤压，而长期站立的人，肌肉并不运动，血液就会淤积在下肢，出现静脉曲张、下肢水肿。再比如，长时间坐飞机，我们的脚会肿胀，都是同一个道理。

肌肉注射肉毒毒素，切断了神经和肌肉之间的联系，让肌肉达到放松的状态。如果注射剂量过大或者年龄较大肌肉已经很松

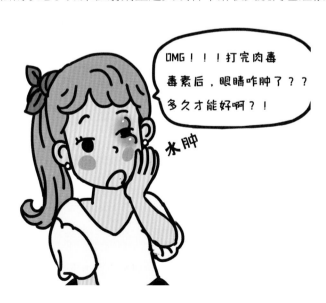

OMG！！！打完肉毒毒素后，眼睛咋肿了？？？多久才能好啊？！

水肿

弛，肌肉对血管的挤压力度就会大大减轻，这时会出现组织疏松部位水肿。

上面部的组织最疏松的部位就是眼周。所以用肉毒毒素注射治疗额纹和眉间纹后可能会出现暂时的上眼睑水肿，注射鱼尾纹后有可能会出现暂时的眼周水肿。

一旦发生，可以通过按摩和冰敷来减轻水肿，经常会有医生建议进行热敷，促进肉毒毒素代谢，实际上，热敷促进肉毒毒素代谢的作用真的很微弱。如果注射的剂量和位点没有很大偏差的话，这种水肿现象一般在2周左右会得到改善。临床上的确见过水肿2个月的求美者，她被注射的肉毒毒素剂量太多了！

也有其他原因会引起水肿，比如过敏。这种情况发生时往往为对称性的，可伴有红肿、结节、皮疹、瘙痒等，很少见单侧红肿。如果既往伴有心源性、肾源性、免疫源性、眼周等疾病，水肿的发生率也会增加。

如有长期水肿，请及时到医院就诊。

36.打完保妥适，嘴歪了，哭晕在厕所里，这是为什么？怎么办？

一般这种情况会出现在用肉毒毒素注射下颌缘时，肉毒毒素弥散到了一侧降口角肌，而另一侧未累及，两侧肌力不平衡，未受累的一侧力量增强，牵拉嘴角。发生这种情况还是有补救办法的，赶快到医院复诊，在嘴角牵拉的一侧微量注射肉毒毒素，很快就会好转。两侧均放松后，嘴角也会上扬。

这种情况也可能发生于不恰当地注射瘦脸针后，可以寻求专业医生的帮助，或者让时间来解决一切。

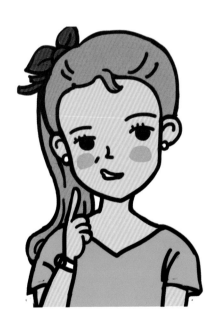

37. 多大年纪可以开始注射肉毒毒素啊？

只要你觉得皱纹已经藏不住了，就可以注射肉毒毒素了，而且长期使用并没有不妥，目前肉毒毒素在国际上已经使用了近30年，也已经有持续注射达20年的求美者，目前没有发现任何不良后果。

现在很多高考结束后的学子会选择在大学开学之前进行微调，所以假期学生注射肉毒毒素的情况特别多，建议18岁以上学生才可以注射肉毒毒素。

"非特殊情况，肉毒毒素不能用于未成年人的注射！"

当然，这条规定不适用于肉毒毒素治疗领域，因为有些小儿脑瘫患者，是需要注射肉毒毒素来治疗的。

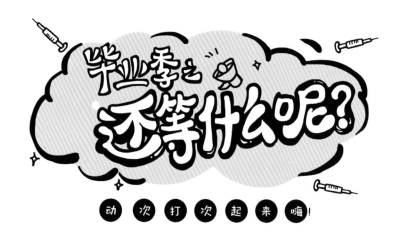

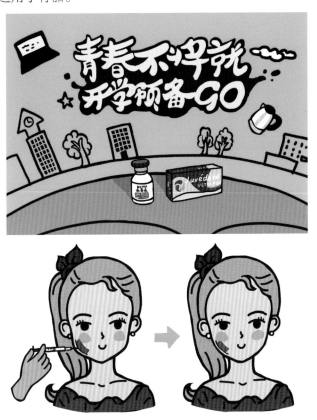

但是如果肉毒毒素是用于美容目的的，那么我们要尽量避免"未成年人"，因为咀嚼肌注射肉毒毒素对颌面骨的生长发育会产生影响，在咬肌或者颞肌中注射肉毒毒素，可减少肌肉对骨膜的张力，使骨沉积相应减少，从而产生形态改变，影响相应的骨生长和发育。

这从另一个角度解释了，为什么连续注射3次以上瘦脸针的求美者会出现下颌角骨头也会缩小的现象了。"用进废退"的原理同样适用于骨骼。

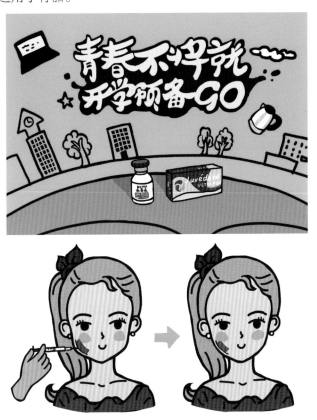

38. 刚刚讨论了为什么"未满18岁的未成年人要慎打肉毒毒素"这个话题，那65岁以上的老年人能不能打肉毒毒素呢?

对超过65岁的求美者，注射肉毒毒素的临床建议如下:

（1）能不注射，则不注射。

（2）心脏病患者绝不注射。

（3）其余求美者非要注射，问清楚病史以及服药史、保健品服用史。

（4）从最小的剂量开始注射，逐渐加量。

（5）沟通清楚可能出现瘀青的可能性，因为真的消得很慢。

为什么老年人要慎打肉毒毒素呢?

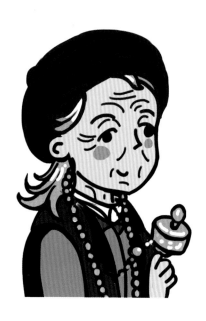

（1）老年人的皱纹，不仅是肌肉收缩的动态纹，更多的是容量流失和组织松垂造成的静态纹。因此老年人对肉毒毒素治疗反应相对较弱，通常需要配合其他填充剂一起治疗来达到明显改善皱纹外观的效果。

（2）老年人的皮肤更薄，弹性更小，肌肉力量更弱。眼周肉毒毒素注射可能更容易发生眼睑下垂等并发症。而且由于皮肤脆弱，凝血功能不如年轻人，老年患者也更容易在注射后产生瘀青。虽然瘀青可以消失，可是老年人的瘀青消得特别慢啊……

（3）老年人的面部动作习惯不同于年轻人。比如老年人视力退化，要费力抬起额肌来睁大眼睛以便看清楚。这种情况下，用肉毒毒素除额纹或者皱眉纹就要尤其小心，一旦剂量高一些，就可能造成眉毛下垂、前额沉重感加剧等不良反应。

（4）老年人通常都会长期服用抑制凝血药物，如维生素E、阿司匹林、非甾体类抗炎药物，人参、银杏叶和大蒜等草药制品以及各类成分不明的保健品等，注射后产生瘀青的风险增大。

39. 为什么有些人打保妥适没有效果啊?

之前在保妥适的优点中，我有提过保妥适不易产生肉毒毒素抗体，不易产生耐药性，然而因为注射其他品牌的肉毒毒素产生A型肉毒毒素抗体的人群，对保妥适也会耐药的!

目前临床中发现，有些耐药的求美者，加大肉毒毒素剂量，还可以见到临床效果，而有些耐药的求美者，无论注射多少剂量的肉毒毒素，都无效，属完全耐药。

还有一种可能性：面部皮肤已经老化到一定程度，多见于65岁以上人群，皱纹以静态纹为主，肉毒毒素是针对动态性皱纹的，此时即使动态纹好转了，因为静态纹太严重了，所以看上去肉毒毒素除皱的效果也很弱。此时若要有效改善静态纹，建议加用玻尿酸注射。

所以保养一定要趁早，早期预防很重要!

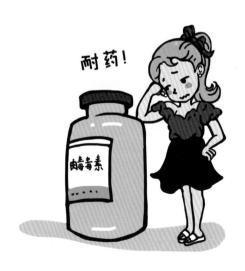

40. 我太喜欢肉毒毒素的除皱效果了，真心这辈子都离不开保妥适了，可是我很担心多次注射会产生依赖性！

要回答这个问题，首先要了解一下皮肤衰老的原因和肉毒毒素作用的机制。

皮肤衰老分为内源性和外源性两大因素，内源性主要是由于随着年龄的增长，皮肤新陈代谢减慢，胶原蛋白生成降低，降解增加，皮肤弹性开始变差，皮肤松弛。外源性主要表现在日光照射导致的光老化，其他有吸烟、熬夜、环境等影响。

肉毒毒素只是阻止了神经向肌肉发出信号，暂时切断两者之

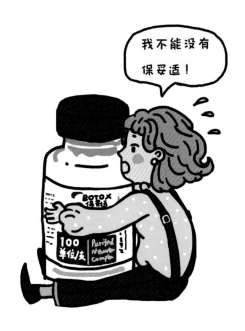

间的连接，让面部肌肉暂时放松，达到延缓衰老、缓解皱纹出现的目的。但是神经肌肉接头的解剖结构并未发生改变，所以它的有效时间只有4~6个月，经过运动、锻炼，会恢复到以前状态。所以每隔4~6个月进行注射，才能达到长期控制皱纹的效果。由此我们可以得出药物本身虽是"毒"，并没有成瘾依赖性的结论。

所谓的依赖性主要是心理上追求年轻的外貌而不能接受自己变老的样子。肉毒毒素只是延缓衰老的一种方法，停止注射后神经肌肉再次连接，回归到衰老的自然轨道，并不会加速衰老。

41. 明星都离不开保妥适的，我也想一辈子对抗皱纹，怎样做能尽可能一直有效啊？

（1）避免短期内多次注射，注射频次越多越容易产生抗体，所以尽量1次注射多个部位，如额纹、眉间纹、鱼尾纹同时注射，而不是今天一点明天一点。如果水光针里加入了肉毒毒素，尽量2个月以上添加1次，不要次次水光针都加入肉毒毒素。

（2）一定要到正规机构找正规医生打正规渠道来源的肉毒毒素，否则一旦产生肉毒毒素抗体后，保妥适也解决不了啊！

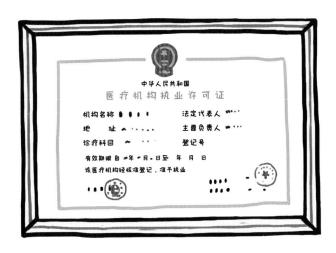

42. 前段时间听说连动物为了漂亮都打保妥适了，这是什么情况啊？

2018年沙特阿拉伯王国举行骆驼选美大赛，比赛期间，每天都会选出"颜值"最高的10头骆驼，第一名将获得20万迪拉姆（约合人民币38万元），由于奖金丰厚，便有人给骆驼注射了肉毒毒素进行除皱美容。但是这一举动被评委会识破，最终失去参赛资格。为此，2019年的阿拉伯联合酋长国的骆驼选美比赛还设置了防作弊委员会。

肉毒毒素对去除由于肌肉收缩产生的皱纹有奇效。无论是人还是动物，都是抚平动态性皱纹的首选治疗方法。

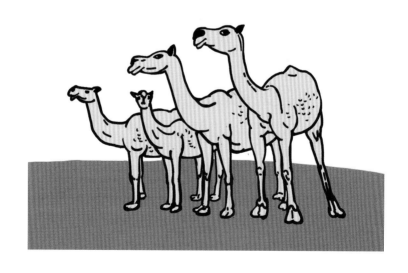

43. 如果出现过敏反应，会有哪些症状？我如何能确定我对保妥适不过敏？打肉毒毒素前能不能做试敏测试？怎么做？

保妥适极少发生过敏反应，如果属于高敏体质，一定要提前告知医生。

肉毒毒素的过敏症状也有很多种，大体上分为局部性反应和系统性反应。局部症状包括注射部位的红肿风团等皮疹，伴瘙痒。系统性症状主要表现为荨麻疹、呼吸困难、发热、全身不适、疲倦、乏力、鼻咽炎、感冒样症状、皮疹等，容易与其他疾病相混淆；甚者可产生过敏性休克，出现头晕、恶心、心慌、胸闷、大汗、面色苍白、四肢湿冷、血压下降、心跳加速等症状。过敏反应大多是由赋形剂引起的，保妥适主要为人血白蛋白，衡

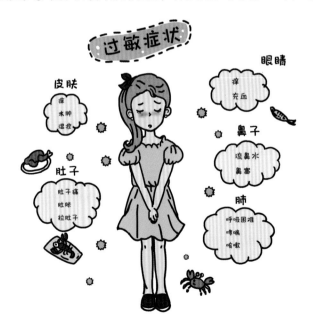

过敏症状

皮肤
痒
水肿
湿疹

眼睛
痒
充血

鼻子
流鼻水
鼻塞

肚子
肚子痛
肚胀
拉肚子

肺
呼吸困难
哮喘
咳嗽

力为猪明胶，曾有明胶发生过敏反应的报道。这可能是国产肉毒毒素的过敏率高于进口肉毒毒素保妥适的原因之一。

如果曾发生肉毒毒素过敏，或之前有青霉素、头孢过敏或其他两种以上药物过敏，季节性花粉过敏等，敏感性皮肤等，可进行肉毒毒素皮试。将配好的2.5mL/100U的溶液抽出0.1mL再稀释10倍，于耳垂下方或前臂皮肤真皮内注射0.05mL，类似于青霉素的皮试，20分钟后观察局部有无红疹或风团，如有红疹或风团，则为阳性反应，不建议注射。

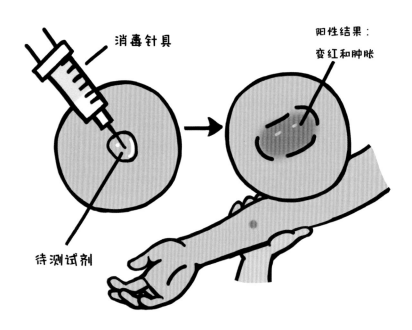

消毒针具

阳性结果：
变红和肿胀

待测试剂

44. 什么样的人不适合打保妥适?

（1）孕妇、哺乳期妇女。

（2）有严重精神异常、心理障碍者，重要脏器功能不全者。

（3）已知对A型肉毒毒素或任意辅料存在超敏反应的个体。

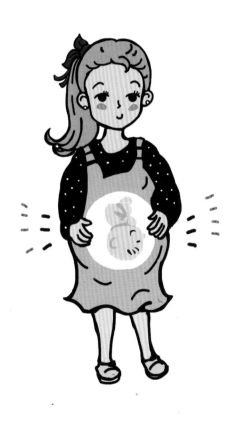

（4）严重过敏体质者。

（5）全身性或注射位点感染者。

（6）多发性硬化、重症肌无力者。

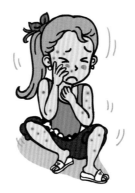

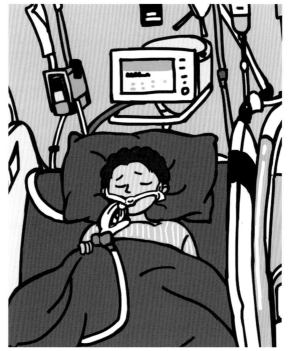

45. 大姨妈期间注射了肉毒毒素，会血崩吗？

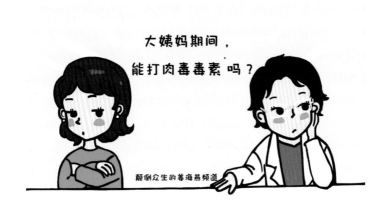

　　一般来说月经期是不可以打肉毒毒素的，因为月经期间女性本来就会大量的出血，除此以外，这段时间的抵抗力也是比较薄弱的，所以一般情况下医生都不会建议在月经期注射肉毒毒素。

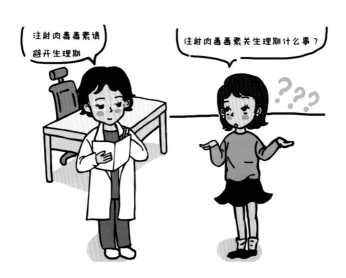

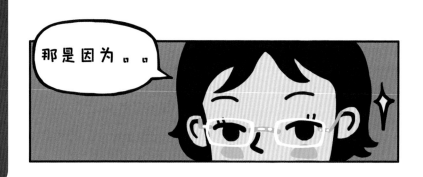

那是因为...

因为女性生理期间子宫内膜打开，会释放较多的组织激活物质，将血液中的纤维蛋白质溶解酶原激活为纤溶酶，此溶解酶具有抗凝血作用。

同时体内的血小板数目也会减少，因此身体凝血能力降低，止血时间延长，术后瘀青的概率就大大增加了。所以在女性特殊时期还是不要进行肉毒毒素注射。

生理期的时候

负责止血的血小板数量减少

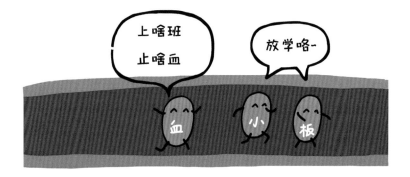

上啥班
止啥血

放学咯~

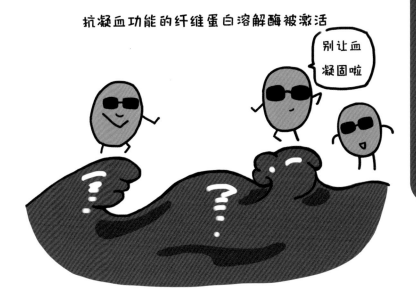

抗凝血功能的纤维蛋白溶解酶被激活

血管脆性增加

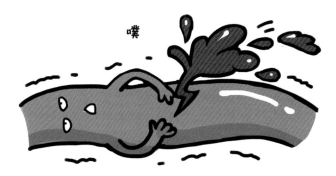

例假期间注射肉毒毒素出血会较平时更多

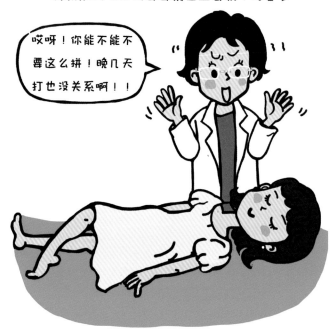

更容易引起血肿，术后恢复期延长

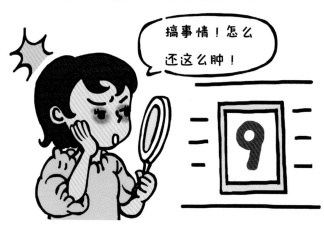

　　另一方面，在月经期间女性情绪波动会比较大，容易心情烦躁。

　　同时人体抵抗能力下降，会有不适感。部分女性注射完肉毒毒素之后可能出现局部肿胀、发热、不适、身体疲劳等表现。

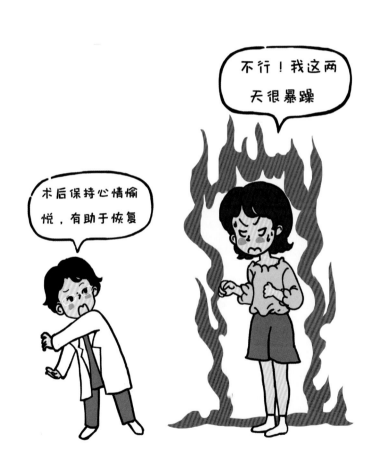

这个时期疲劳，抵抗力下降，易引发感染

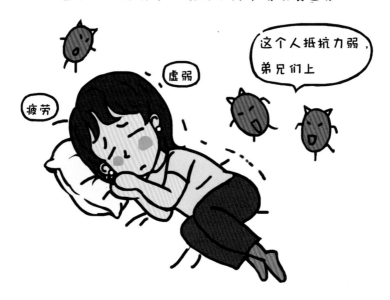

46.刚才讨论了月经期尽量不注射肉毒毒素的问题，有人会问了，那如果已经在月经期打了肉毒毒素怎么办？

打了……那……还能怎么样……

打了就打了，无须想太多了。记得万一出现不适的现象，就一定要及时就医。

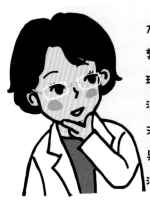

大姨妈期间，注射肉毒毒素不是绝对禁忌。如果求美者充分了解并接受生理期注射肉毒毒素的潜在风险，那么注射还是可以进行的。为了更加保障求美者的体验感和注射肉毒毒素的效果，通常整形医生会建议生理期不要注射肉毒毒素。

47.打肉毒毒素对生宝宝有没有影响？

妊娠期、哺乳期是肉毒毒素注射的禁忌证，然而打了肉毒毒素发现怀孕了，肉毒毒素对宝宝有影响吗？目前国际上对此还没有一个明确的说法。

我们可以从以下几方面进行思考：

第一，肉毒毒素是否会远方扩散？有研究发现，肉毒毒素能够经面部肌肉向远处播散，并经单纤维肌电图证实到达手臂，但值得注意的是，远处播散的部位并没有产生临床症状，即不引起肌肉麻痹。也有研究提出不同观点，该研究将肉毒毒素注射到兔子的眼睑或者老鼠的腓肠肌，结果发现肉毒毒素并不会播散到眼睛或者对侧肌肉，由此认为A型肉毒毒素并不会向远处播散。事实上，用于美容的肉毒毒素剂量非常小，前面我们谈到，经稀释发挥作用的肉毒毒素弥散半径仅为1~3cm，如发生远处扩散，剂量也非常小。

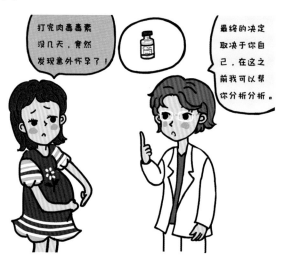

第二，远处扩散的肉毒毒素是否会进入胎盘？胎盘与母体物质交换分为扩散与主动转运、内吞。肉毒毒素核心蛋白为150kDa，属大分子物质，不能扩散进入胎儿体内。但是不排除主动转运进入胎盘，有研究中通过在怀孕的兔子的静脉注射高剂量的肉毒毒素，然后检测不同体液中肉毒毒素含量，该研究发现，直到兔子死亡，也没有在胎盘或者胎儿体内检测到肉毒毒素的存在。

怀孕前3个月是宝宝发育的关键时期，如果孕前不知道自己怀孕而注射了肉毒毒素，首先因为注射量非常小，即使造成远处扩散，量也很微小，目前没有孕妇使用本品的充分资料，但在推荐剂量下没有人类相关致畸报道。是否保留腹中胎儿，更多的是取决于当事人及家属的态度。如果决定保住胎儿，请去医院做详细的咨询检查，定期孕检，发现问题及时处理。

48.注射保妥适后要注意些什么?

（1）注射后4小时内，注射部位不宜洗脸、化妆。

（2）注射后24小时内，避免按摩、热敷注射部位，禁烟酒、剧烈运动、蒸桑拿等，以免肉毒毒素扩散。

（3）注射后24小时内禁食辛辣、海鲜等食物。

（4）注射部位皮肤会有轻微红肿、瘀血表现，一般数小时至数天会消失。

（5）不要服用氨基糖苷类的抗生素，例如庆大霉素、妥布霉素、奈替米星和卡那霉素等（这些药其实不常用的）。

（6）遵医嘱定期到医院复诊。

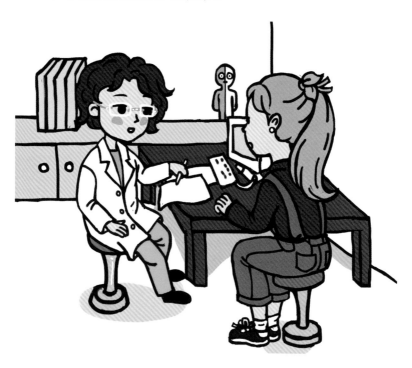

49. 网上很多人说：注射完肉毒毒素4小时内不能躺下，是这样吗？有一次我忘记了，打完针回家就午睡了，好像也没有发生什么副反应呢。

　　面部注射肉毒毒素通常医生会提及4小时内不能平卧，到底平卧会对注射有多大影响呢？

　　肉毒毒素发挥多大作用及产生多大副作用主要看它的弥散范围。如果我们注射额纹，我们会考虑到肉毒毒素的弥散形状。如果是站立位，由于地心引力的作用弥散形状会成底略大的椭圆形，根据医生的经验，注射位点会稍微偏高一点；如果是仰卧位，弥散形状相对于站立位可能会更规则。

　　单纯体位改变并不会对弥散半径产生太大影响。肉毒毒素在组织间弥散更要考虑到压力，如果在此处热敷，或另外施压，势

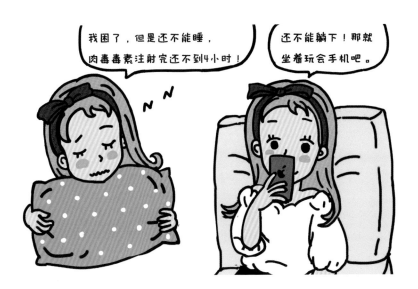

必会大大影响弥散半径。所以如果卧位时压到注射部位就会增加不良反应的发生风险。

从注射部位来说，咬肌注射站立位时药液更容易集聚在下方，产生中面部凹陷的概率会更小。瘦小腿、瘦肩站立位、舒缓动作更容易使药液在肌肉中均匀弥散。

正确的体位会增加药物的安全性和有效性，但并不是绝对的。而在注射部位施压才是绝对禁忌的。

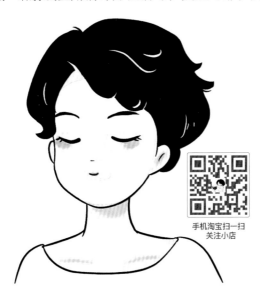

50. 微整形注射后，可以用平时用的面膜吗？还是一定要用医用"械"字号的无菌保湿修复面膜？

医美术后，比如说激光术后，皮肤有细微创伤的，极度需要补水和修复，所以面膜是必须要敷的。一定要选择械字号的医用面膜，因为此时的皮肤需要更加安全、无菌、真正有辅助修复功能的医用面膜。

医用面膜相比于我们日常所用的面膜，它的成分更单一，对于皮肤的创面有比较好的保护修复作用。功能也以修复、保湿为主。而我们日常用到的面膜，经常会添加荧光剂（用完面膜立刻产生亮白效果）、酒精（达到促渗的效果）、各类美白成分（有些会对皮肤产生刺激）等。

"玑愈：是一款无防腐剂、无香料、无激素的医疗无菌修复面膜，采用^{60}钴射线医用消毒方法消毒，安全可靠，并荣获"微

手机淘宝扫一扫
关注小店

整形后镇痛消炎促愈合"的专利权。

主要用于：激光、水光针治疗后的皮肤抗感染、镇痛、止痒、退红、修复等。

其中：含有的积雪草等成分可消炎抗菌，止血化瘀；小分子玻尿酸帮助肌肤建立立体式的保湿网络，减少经皮水分的丢失；海藻糖可保持细胞活力和生物大分子活性，保护细胞不受损伤，增加皮肤细胞对恶劣环境的耐受力；甘露醇、神经酰胺、金缕梅等成分在保湿的同时稳定细胞DNA，缓解皮肤敏感状态，减少细纹的产生，令皮肤光滑而富有弹性。

使用小贴士："玑愈"面膜中含有非常多的精华液，面部敷10分钟后，把包装袋里剩余的精华液也涂到面部，面部再敷5分钟后，双手自耳前捏起面膜，此时面膜会自动从中间一折为二，成为双层，直接敷到颈部，作为颈膜再敷15分钟。

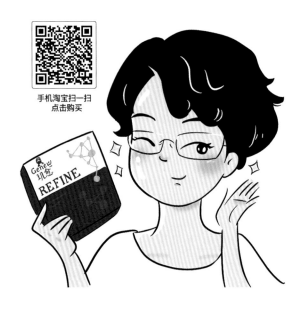

手机淘宝扫一扫
点击购买

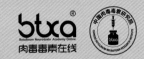

第二部分

只有玻尿酸知道

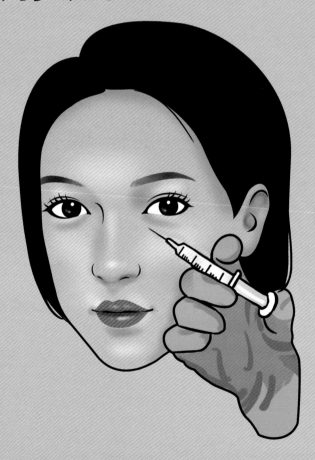

1.什么是玻尿酸啊？

玻尿酸，学名为透明质酸（Hyaluronic Acid，HA），是一种高分子的聚合物，由D-葡萄糖醛酸及N-乙酰葡糖胺组成，是一种组织中自然存在的物质。自然界中广泛地存在于脊椎动物的结缔组织、黏液组织、眼球之晶状体及某些细菌的夹膜中，在人类皮肤的真皮层中也扮演了基质的重要角色，它可以改善皮肤营养代谢，使皮肤柔嫩、光滑、去皱、增加弹性、防止衰老。但随着皮肤逐渐衰老，皮肤中的玻尿酸含量也在不断减少。

玻尿酸具有高度水化、柔软、生物相容性好等特点，尤为重要的是，玻尿酸具有特殊的保水作用，它能携带500倍以上的水分，是目前发现的自然界中保湿性最好的物质，被称为理想的天然保湿因子。它可以改善皮肤的营养代谢，延缓皮肤的衰老，使皮肤滋润、光滑、细腻、柔嫩且富有弹性，具有防皱、抗皱、美容保健和恢复皮肤生理功能的作用。

　　天然玻尿酸在组织内的半衰期仅为1~2天，并不十分适合用于临床。而用于医疗美容的玻尿酸是利用细菌发酵所培养，再通过交联剂将玻尿酸分子相互交联，可以得到一种能够在组织内存留更长时间具有填充塑形作用的玻尿酸凝胶。治疗范围包括去除皱纹、面部塑形、填充凹陷等。

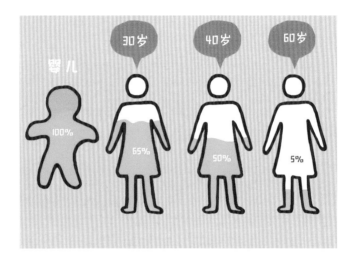

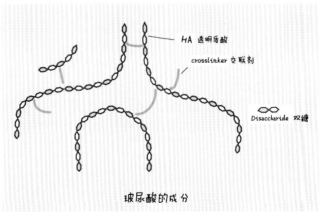

玻尿酸的成分

2.听说玻尿酸分"单相"和"双相","大分子"和"小分子",还有"软"和"硬"之分,这么多种分法!哪种分法更实用?我们求美者到底应该如何选择?

2013年以前,大家都认为,从外观上看,单相玻尿酸就像果冻,双相玻尿酸就像西米露。

其实单相、双相这种说法并不实用!所有的玻尿酸从外观看起来都是均匀顺滑的。

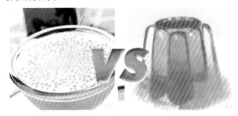

不同的地方在于,从制作过程来看,单相玻尿酸就是由大小不等的玻尿酸颗粒组成的,双相玻尿酸是通过筛分法获得均匀的颗粒后加入非交联的玻尿酸而形成的。

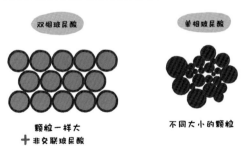

客观讲,不能简单地以单双相的概念区别玻尿酸。在交联的玻尿酸中加入未交联的玻尿酸是为了改善"推注力",与"支撑力""硬度"没有任何关系。

交联玻尿酸:均质型凝胶　如:乔雅登。

颗粒型凝胶　如:瑞蓝。

临床中实用的玻尿酸区分方法是"软硬"与"大小分子"一般情况下"软"对应"小分子"，"硬"对应"大分子"。

通常每个品牌的玻尿酸都分软硬型号。比如：乔雅登中的"雅致"比较软，俗称"小分子的"；"极致"比较硬，俗称"大分子的"。瑞蓝中的"瑞蓝2号"偏软，小分子的，"瑞蓝丽缇"偏硬，大分子的。

"硬"的玻尿酸适合用在哪些部位？

塑形、隆鼻/下巴、面部提升、填深层皱纹及法令纹深层。

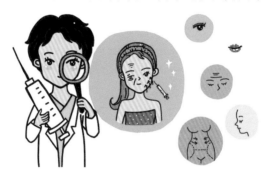

"软"的玻尿酸适合用在哪些部位？

适合注射法令纹浅层、泪沟、嘴唇等表情丰富，对填充的触感要求高的部位。

所以不能从单相还是双相来评价玻尿酸的好坏。在实际应用中，是"软"的和"硬"的组CP，很多部位是"软"与"硬"联合使用综合作用达到更好的效果。适合的才是最好滴！

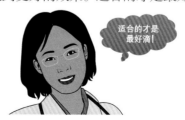

适合的才是最好滴！

3.市面上有那么多玻尿酸品牌，选择困难啊……

玻尿酸被誉为"上帝的黏土"，可以填充凹陷、抚平皱纹，功效神奇，一直以来广受爱美人士的喜爱，那市面上有那么多玻尿酸品牌，该如何选择合适的玻尿酸来为自己的美丽加分呢？①首先要选择国际大品牌，如：乔雅登、瑞蓝。②其次要看该产品在临床使用上是否超过5年，也就是要关注产品的长期安全性与有效性。③最后：选择合适的软硬度。

玻尿酸产品按类型分为大、小分子。大分子硬一点，支撑力好，能定型，适合填充鼻子、下巴、太阳穴、面颊等部位；小分子很柔软，适合填充嘴唇、额头、皱纹、补水等。根据求美者需要改善的部位，注射医生会选择合适的玻尿酸。

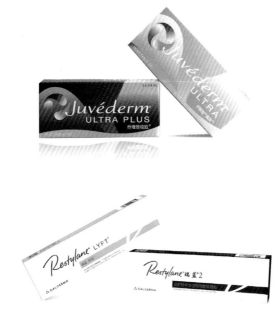

目前市场上玻尿酸的品牌有很多种。目前通过了NMPA（原CFDA国家药品监督管理局）审批的玻尿酸品牌主要有以下几个：

进口品牌：乔雅登（法国）、瑞蓝2号（瑞典）、瑞蓝丽瑅（瑞典）、伊婉（韩国）、艾丽薇（韩国）。

国产品牌：润百颜、EME逸美、海薇、舒颜、法思丽（台湾）、宝尼达。

品牌不同，价格差距也很大，而且每个机构也会有相应的浮动，便宜的两三千，贵的高于一万都有，具体情况还要看整形机构及注射医生。同样是注射，打的部位不同，所需用量也不同；选择经验丰富、技术成熟的医生，和选择经验较少的实习医生甚至"江湖游医"，用量不同，效果不同，那价格肯定也是天差地别的。

求美者可根据需要美容的部位、注射量、价格等因素综合考虑后进行选择。

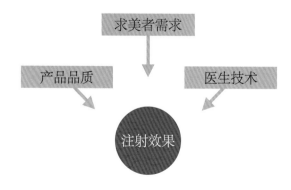

4. 玻尿酸注射安全吗?

玻尿酸广泛分布于人体各部位，其中皮肤中就含有大量的玻尿酸。此外，由于玻尿酸具有填充效果较持久，不易诱发免疫反应，过度填充后可逆转等优点，其可能产生的副作用要远远小于其他的人工合成的注射美容材料，因此玻尿酸注射是比较安全的，效果可以保持6~18个月。为了获得持久的效果，需要进行多次注射，一般来说长期注射高品质的玻尿酸对人体是无害的。

高品质的玻尿酸中BDDE交联剂含量低，提纯工艺好，杂质少。但是，如果进行注射的医生技术不熟练或者有其他原因，也可能带来不好的后果。因此，医生要通过严格的培训。

使用合格的玻尿酸进行注射，注射前应全面询问病史，如用药史，过敏史及是否为瘢痕体质等，以减少副作用的发生。

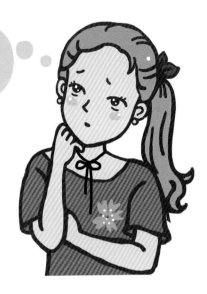

5. 上一个问题谈到了BDDE交联剂，接下来我们来聊一聊玻尿酸的交联剂BDDE吧。

大家已经知道，透明质酸是一种酸性黏多糖，俗称玻尿酸。是目前发现的自然界中保湿性最好的物质，被称为理想的天然保湿因子。

然而天然玻尿酸在1周内就会被人体吸收，且没有任何的塑形作用。关于天然的玻尿酸大家可以想象一下秋葵的黏液，有些黏黏的，比较光滑但没有任何塑形效果。为了增加玻尿酸的维持时间以及填充塑形的效果，就需要用到交联剂，尽管各大玻尿酸厂家都宣传有不同的技术，但主流品牌用的交联剂都是BDDE（丁二醇二缩水甘油醚）。

BDDE与玻尿酸的交联包括3种形式：完全交联（有效交联）、不完全交联（无效交联）和游离/未交联（如下图）。

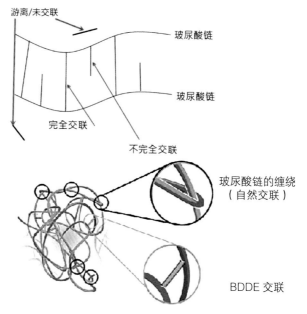

　　游离的未交联的BDDE是有毒的，对于安全性来讲，应该看残留的未交联BDDE的浓度，而不是添加的BDDE的浓度。国家对残留的未交联的BDDE含量的规定是小于6PPM(parts per million，百万分之一）。乔雅登披露的数据是小于2ppm，优于国家标准，大可不必担心其成分的安全性。通过与HA的反应，BDDE的环氧基团被中和，只有微量的未反应BDDE存在(<2ppm)。未反应的BDDE含量很低，经过FDA的安全风险评估后，被确定是安全的，之后未反应的BDDE会进一步水解成二氧化碳和水。

　　交联后的HA，其化学结构未受改变，因此其降解的通路和未交联的HA是相同的，最终降解得到的产物是对人体无害的。完全交联的玻尿酸增加了其维持时间和塑形能力。

　　长达15年以上的临床和生物相容性研究数据也证实了BDDE交联的HA和它的降解产物是安全的。

　　最后，强调一下：FDA审批的玻尿酸其未交联的BDDE的比例是安全可靠的；希望大家使用FDA和NMPA都审批过的玻尿酸。

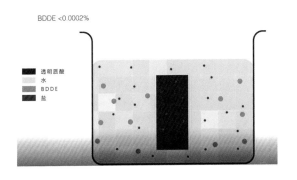

6.如何选择注射玻尿酸的机构和医生？

在选择玻尿酸进行注射美容时，有3点是亲们必须关注的——医院、医生、产品。首先，注射的场所必须是正规医疗机构，除此之外的酒店、美容院等场所，都是不合法的。第二，为你注射的人必须是具有行医资格的医生，而且是经过正规专业培训的整形医生或皮肤科医生。正规的医生必须持有两证：医师资格证和医师执业证，医师资格证是医生的准入门槛，有了医师资格证就代表有了行医的资格。医师执业证表明了行医的地点和执业范围。

玻尿酸注射看似一个简单的操作，但不是一个没有风险的操作，严重的可以导致失明、皮肤坏死。很多人在生活美容院、宾馆处等注射，这是很危险的。因此，操作医生的技术很重要！需要对面部解剖知识非常熟悉，分清哪些地方不能打，哪些地方是高危区，哪些地方要特别注意。进行玻尿酸注射美容请选经验丰富的医生。

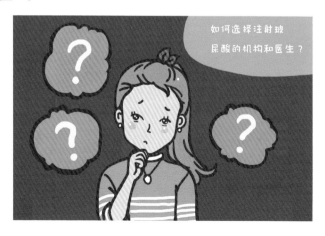

7.1支玻尿酸注射大概要用多长时间?

　　根据注射的部位不同以及注射前局部组织凹陷的情况不同,一个部位所需要的玻尿酸的量和所需要的注射的时间是不一样的。一般需要5~30分钟。另外注射时间与医生的熟练程度和细致程度也有关系! 还与患者对疼痛的耐受程度有关!

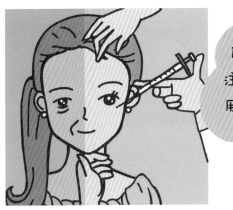

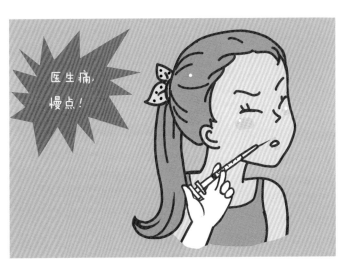

8. 玻尿酸的疗效维持时间？

由于玻尿酸的特性，它在进入皮肤真皮层后会与细胞发生水合作用，随着时间的流逝逐步被人体吸收代谢掉。玻尿酸的持续时间一般在6~18个月。最主要的原因在于玻尿酸交联的程度，交联程度越大，玻尿酸降解速度越慢，则维持时间越久；玻尿酸颗粒越大，维持的时间也相对越长。其他因素可能还包括个体新陈代谢的速度不同而对玻尿酸的吸收也有所差异。而新陈代谢又受个人体质和生活习惯的影响，一般来说，熬夜和喝酒都会影响我们正常的新陈代谢，经常熬夜喝酒的人玻尿酸可能会吸收得快一些哦。

当然，想要维持长期的效果还是需要和医生沟通，根据个人需要进一步制定一个合适的疗程，通过补针将效果保持好。

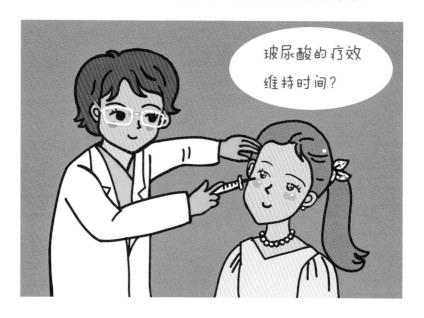

9. 目前疗效维持时间最长的玻尿酸是哪一款？能维持多久呢？

目前疗效维持时间最长的玻尿酸是乔雅登的VOLUMA丰颜，能维持2年效果！

2019年8月19日，乔雅登丰颜®获得中国国家药品监督管理局（NMPA）批准：适用于面颊部深层（皮下或骨膜上）注射，以重塑面部体积。填补了国内该领域的空白。

原来这款产品才刚上市啊？是的，但是大家不用担心，早在2007年VOLUMA已获美国FDA批准，目前全球已经超过100多个国家在使用这款产品，临床应用经验已有十多年了，绝对经得起时间的考验。

因其特有的Vycross技术，临床试验数据表明，其支撑和塑形效果持续长达2年，是目前市面上维持时间最久的玻尿酸。

丰颜®虽然维持时间最长，但是并不能完全替代其他型号的玻尿酸。约10年前，作者曾在香港著名专家江医生处学习和工作，非常熟悉VOLUMA的优缺点，此产品的填充效果非常优秀，然而硬度有所欠缺，不适合注射鼻梁，注射鼻梁非常容易变宽。

丰颜的型号/规格：

1mL/支，2支/盒，配27G针头

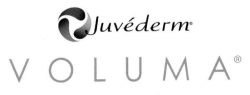

10. 玻尿酸是怎么打进去的？是锐针好，还是钝针好？

玻尿酸是以针剂的形式来完成注射的。打玻尿酸的针头分为锐针和钝针两种。

锐针针头就像刺刀一样，尖锐可刺破皮肤，其优点在于注射层次准确，缺点是容易刺穿血管、神经，容易产生瘀青和红肿，刺破皮肤时，有轻微疼痛，类似我们打疫苗时的感觉。锐针注射玻尿酸主要应用于需要精准注射的部位，需要骨膜层注射的部位，需要皮下浅层注射的部位，如眼窝、夫妻宫、鼻小柱、嘴

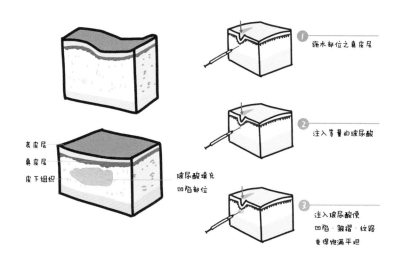

唇、皮肤浅层皱褶等。

　　而钝针针头开口位于针头的侧面，无尖锐针头，尽可能地避免刺破血管，以免在注射时发生意外，以及减少瘀青的概率，用钝针注射玻尿酸的部位主要是皮下深层、筋膜层、肌肉下层等，如苹果肌、泪槽沟、额头、颧弓下凹陷等。

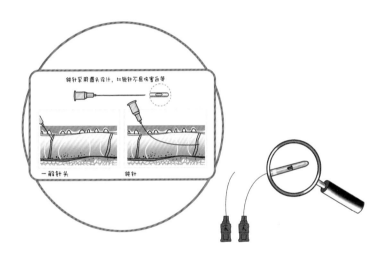

11. 一般隆鼻需要几支玻尿酸?

玻尿酸隆鼻一般一次不超过1支（1mL），具体打多少需要医生根据求美者的基础鼻形和对鼻梁处的要求以及一支玻尿酸的量来定，由于注射的玻尿酸会被身体自我吸收排解掉，玻尿酸隆鼻的效果维持在6~24个月，一般需要隔6~18个月再进行一次补针，具体根据玻尿酸的品牌和型号而异，这样才会让求美者的鼻梁看上去比较自然，效果才会好。

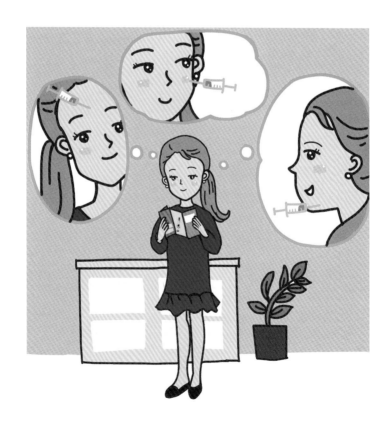

12. 鼻子打高以后，会改变面相和命运吗？

在整个五官搭配中，鼻子占非常大的一个地位，一个鼻子可以拉伸整个面部的比例，可以显得更加的立体、有质感，所以高挺的鼻子是一个加分项。能不能改变命运，姜医生不是算命大师不知道，但是姜医生知道很多姑娘鼻子挺拔之后，面试成功率高了很多，找工作容易了，这大概也算改变了自身处境吧。

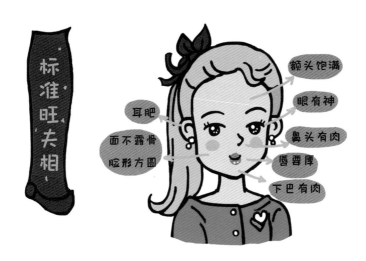

13. 隆鼻到底是注射玻尿酸好，还是手术放假体好？

隆鼻是打玻尿酸好还是假体好？

其实并不存在哪个好这种说法，无论是打玻尿酸还是做假体都可以达到好的隆鼻效果。无论是注射玻尿酸还是做假体都有其针对性，注射玻尿酸是针对鼻子做微调整的，做假体隆鼻适合对鼻子做较大范围的调整。

玻尿酸注射隆鼻的优点是：无创伤，只有1~3个小针眼，非手术，无麻醉，做完即走，见效快，不需要修复期，适合鼻子基础条件还可以，不是很塌的求美者。

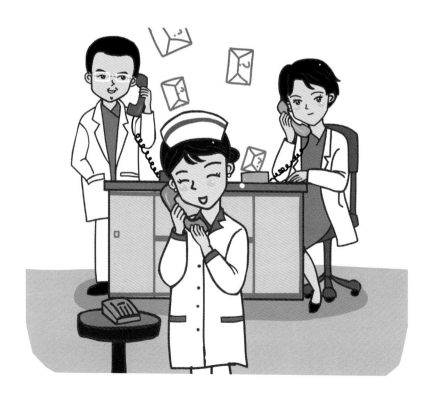

如果求美者的鼻子塌陷严重，仅仅使用玻尿酸注射是达不到理想效果的，玻尿酸注射的量过多，还容易造成鼻子变宽。因而塌鼻子严重，希望隆鼻后有重大改变的人只适合做假体隆鼻。另外打玻尿酸垫鼻子只能维持0.5~2年的时间，做假体隆鼻则可以维持终身的效果。

然后，做假体垫高鼻子属于一种手术，存在手术的常见风险及不良反应，需要做术前麻醉。打玻尿酸隆鼻的操作时间短，注射的方式痛苦小。如果植入假体失败了，就需要进行二次手术将假体取出；而打玻尿酸隆鼻对鼻部的创伤比较小，不用剥离皮肤组织结构，不会伤害到鼻部神经或者影响鼻部功能。

爱美的朋友们可以结合你的实际情况来选择变美的方式，因为每个人的情况不同所适合的方法也是不同的。一般说来，鼻子条件好的注射玻尿酸就好，鼻子条件差的选择手术放鼻假体。但此处提醒求美者找好的鼻整形医生执刀，以免出现假体放歪、形状不佳等不良事件的发生，反复修复手术难度更大，且更烧钱啊！

14.丰额头是选择玻尿酸还是脂肪？

　　传统的审美习惯通常是将"天庭饱满"与有智慧联系在一块，饱满的额头会使整张脸线条更柔和，散发着青春活力的健康气息，同时又增加了美感。但是丰额头也要注意适度，与整体协调，不然额头太饱满就成寿星了，反而会影响美观。常见的丰额头的方法有自体脂肪移植和玻尿酸注射。

　　（1）长远效果首选：自体脂肪移植。因为脂肪是自身组织，所以很安全。自体脂肪移植从腹部、大腿、腰部等部位，抽取部分脂肪，一般20~30mL就可。手术在局部麻醉或者全身麻醉下进行。手术只有小针眼，愈合后没有痕迹。一般移植成活后就可以达到永久的效果。

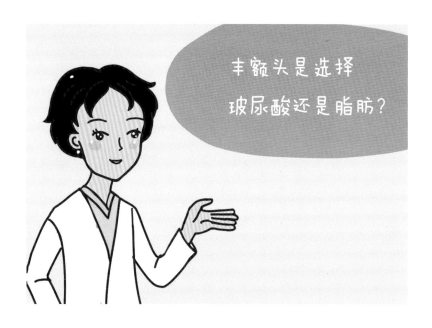

缺点：脂肪无法塑形，因此填充额头不可能进行大幅度的改善，所以只适合额头原本形态较好的求美者。其次，脂肪的成活率决定了手术的效果，因此，有些人要通过二次脂肪注射才能达到预期效果，所以选择自体脂肪移植的话，一定要做好二次注射的心理准备。最后，脂肪移植需要3~6个月的修复期，在此期间有些肿胀和"寿星公"的感觉。

（2）简单方便首选玻尿酸：玻尿酸丰额头是非常简便的方法，术后即现效果，非常简便，手术操作时间短，恢复快，自然无痕。

缺点：不足之处就是会逐渐被吸收，需要多次填充。

玻尿酸丰额头是将玻尿酸作为组织填充剂。注入后会与体内原有的玻尿酸融合，使皮肤变得饱满、皱纹变平，从而达到丰额头的目的。针对额头不够饱满、出现抬头纹、凹陷甚至是轻微

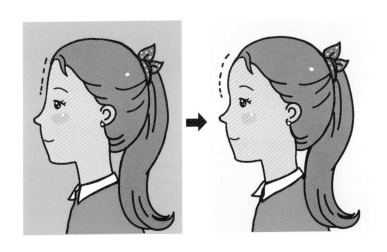

的高低不平现象，注射玻尿酸丰额头可以将这些情况全都进行改善。因为玻尿酸可以塑形，不过虽然作用很强大，但玻尿酸会随着时间的流逝而被人体吸收，因此需要每隔一段时间注射1次，才能保持效果。

玻尿酸和自体脂肪适用的人群不同

（1）自体脂肪移植更适用于体内脂肪含量比较高的人，因为移植脂肪来源于自己本身，瘦的人本身脂肪含量过低则无法取出足够的脂肪进行注入。

（2）玻尿酸适用于任何人，所有人都可以用其来进行填充，不存在选择适应人群的问题。

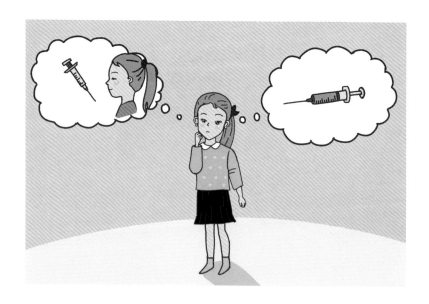

两种方法恢复的时限不同。

（1）如果在近期要参加一些活动，那么可提前1周进行玻尿酸注射填充就可以了。

（2）自体脂肪填充达到成效的时间一般是3个月左右，如果自己的时间安排富裕，可以考虑自体脂肪填充，被注入的部位在做完以后大约有1周的时间属于肿胀期，在1个月之内是有肿胀感的，如果脂肪填充量大，可能需要6个月甚至更长的时间才能恢复自然。

总体而言，玻尿酸填充适用所有人群。自体脂肪填充适用于面部凹陷比较严重、身材比较丰腴，在效果上追求"自然肉感"的妹子！现实是瘦的人面部易凹陷，身上也不会多胖；胖的人，一般脸上也不会严重凹陷，好让人悲伤啊。

15. 嘟嘟唇，好性感的，我也想打，亲嘴会被察觉吗？

玻尿酸丰唇后的3天内，最好别做接吻类的剧烈运动，因为玻尿酸可能被挤压至其他部位，影响丰唇效果。此外，人的口水中有不少细菌，接吻时口水可能感染针口，导致感染发炎，得不偿失。所以，玻尿酸丰唇后想接吻的求美者，还是要忍耐一下，1~2周后就可放心大胆地接吻了。

而且打玻尿酸不会影响唇部的敏感度，感受真实自然，在恢复后接吻是不会受影响的，更加不用担心玻尿酸跑偏或是影响保持时间。

友情提醒：唇部不可注射过量的玻尿酸，否则不仅触感发硬，而且会影响美观。

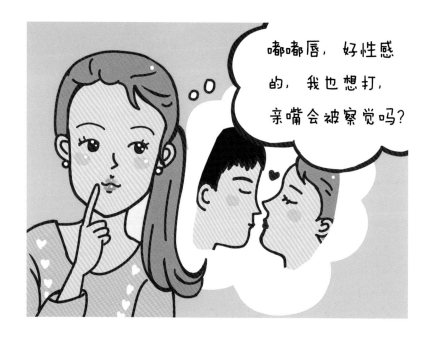

16. 卧蚕卧蚕，我要卧蚕

卧蚕是微笑时出现在下眼睫毛下方的一条4~7mm宽的带状隆起物，看起来好像1条蚕宝宝横卧在下睫毛的边缘，它能增加眼睛的立体感，使眼睛显得俏皮可爱，透着青春活力，并且给人以一种亲和的感觉！

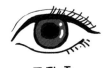

无卧蚕

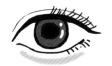
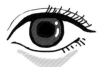

形状一	形状二	形状三
前后	中间粗	眼头细
粗细一致	两头细	眼尾粗

　　卧蚕在静态时并不明显，而在微笑时显得饱满且突出。

　　而且下睫毛下方眼睑部位的皮肤很薄，因此注射玻尿酸形成卧蚕时一定要注意剂量的控制，一旦注射过多，或者注射位置偏了，那么看上去反而像眼袋，让眼睛变得无精打采了哟。

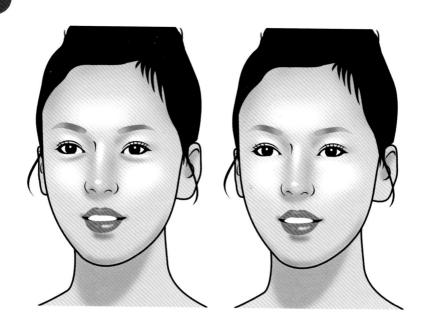

17. 如何理解乔雅登的提升打法？

玻尿酸注射提升这种打法是由乔雅登的全球培训专家Dr. Mauricio de maio提出的MD Codes，原理就是把玻尿酸多点注射到骨膜与韧带之间，用玻尿酸提升韧带，起到铆钉的作用，这样就有了将皮肤以及软组织提升的作用。

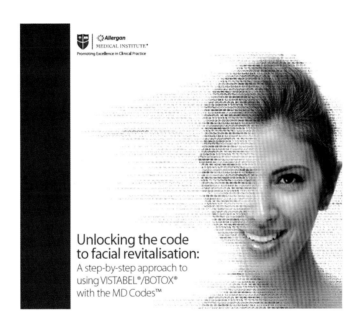

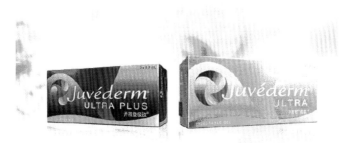

18. 铂金瑞蓝和瑞蓝丽缇用什么注射方法好？

铂金瑞蓝和瑞蓝丽缇比较适合用True Lift的注射方法来进行。

True Lift技术是中国台湾医生从常规的临床治疗中总结出来的比较适合亚洲女性的注射方法。它主要会应用到铂金瑞蓝和瑞蓝丽缇这两个经典产品中。

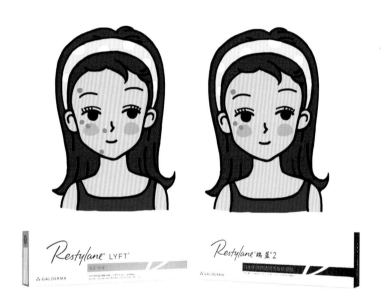

之所以称之为True Lift，主要有两个原因：

· 第一，作用点在真性韧带上，而不是假性韧带上。

· 第二，相对于通过改变面部高光区域，产生视觉错觉的提升注射法，True Lift是真实地将面部的组织进行提升。

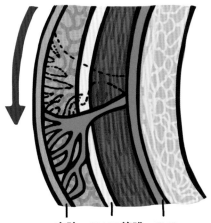

皮肤　SMAS筋膜　骨膜

　　通过给下垂的韧带区域找到合适的锚定点，然后注射合适剂量的玻尿酸，形成锚点，将韧带撑起，从而牵动整个组织的上移。

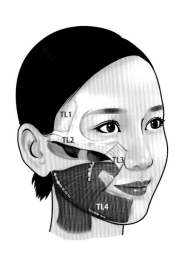

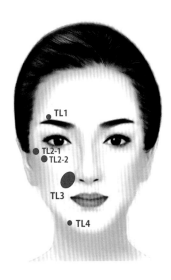

铂金瑞蓝和瑞蓝丽缇，因其特定的Nasha交联技术，使得凝胶的稳固性增强，因此对韧带的提升不会发生移位和游离。

在眼轮匝肌韧带、颧弓韧带、上下颌骨韧带这4处进行小剂量的注射，可呈现出非常明显的提升效果。

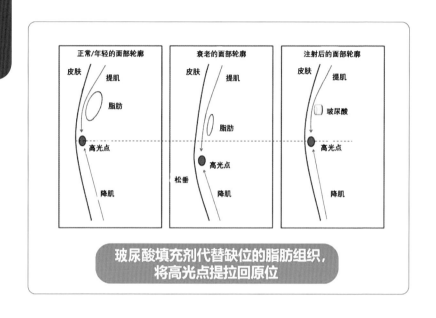

玻尿酸填充剂代替缺位的脂肪组织，
将高光点提拉回原位

综上所述，True Lift实际上就是针对韧带的注射方法，经过解剖认证以及科学证实，利用合适的产品，得到自然的提升效果。

19.看完乔雅登的MD Codes打法和瑞蓝的True Lift打法，你们晕了没有？哈哈哈……很多专业注射医生都会晕！让我们"深入浅出"地来看明白这两种打法有什么区别吧？

MD Codes打法和True Lift打法都是非常经典的玻尿酸注射方法。

MD Codes注射技术是由巴西著名整形外科医生Mauricio De Maio所创，系专门为乔雅登系列产品量身定制的注射技术。在注射的点位上比较多，有8点提升法和6点提升法。MD Codes注射技术可以适用于全世界范围的人种。

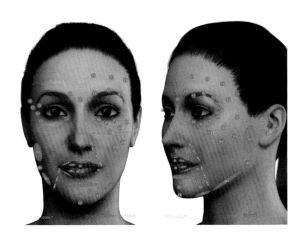

True Lift注射技术是由中国台湾整形外科医生黄耀主所创，从东方人特定的审美与衰老特征出发，探索出的一套适合东方求美者的获得自然提升效果的注射方法。True Lift技术的效果需要用瑞蓝系列产品来实现。

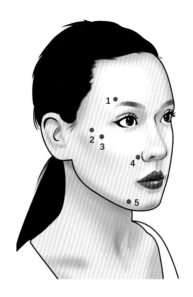

　　乔雅登与瑞蓝是全球最知名的玻尿酸品牌，历经了十余年的临床检验，他们的长期安全性和有效性，都是经得起历史验证。作者自己脸上的玻尿酸除了这两个品牌，其他品牌都没有哦。

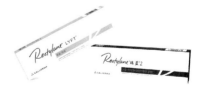

20. 我本来想去做埋线提升的，6支玻尿酸打完，脸提升上去了，太神奇了！这效果比超声刀和热玛吉好多了！

注射玻尿酸不仅可以除皱、塑形、改善肤质，还具有面部提升的作用。提醒：这种打法一定要选择支撑力强、黏着力强的品牌。

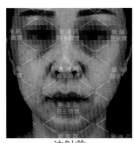
注射前

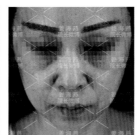
注射前

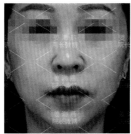
注射后

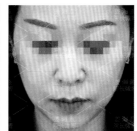
注射后

但是这不是说埋线提升、超声刀、热玛吉的作用就不如玻尿酸注射了，各种治疗方法均有其各自的适应证、优势及特点，我们需要全面评估自身的基础条件及预期的效果，来选择最优治疗措施，甚至是联合治疗方案。

简而言之，很胖的人可能不太适合采用玻尿酸提升，瘦的人、组织容积量缺失的人比较适合采用玻尿酸提升。

21. 我的朋友打了8支玻尿酸，脸反而变小了，太神奇了，怎么办到的？比瘦脸针效果都好！

有一种脸大的人通过打玻尿酸也能够起到瘦脸的效果，对的，你没有听错，但是前提是一定要打对地方。

那么玻尿酸填充显脸小是什么原理呢？

改善面部长宽比。

有些人的脸之所以看起来过大，是因为面部长宽比不和谐导致。

我的朋友打了8支玻尿酸，脸反而变小了，太神奇了，怎么办到的？比瘦脸针效果都好！

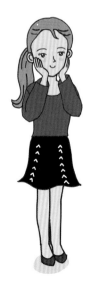
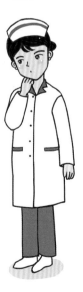

举一个例子：3组线条，下列图片哪一组看起来更"修长""显瘦"一些?

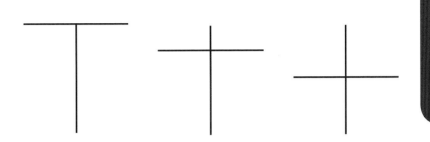

第一组是不是看起来好像比别的线长，实际上这6根线是一样长的，这就说明比例非常重要。

因此我们可以注射玻尿酸来改变面部长宽比来达到"显瘦"的目的，如果下半脸比较短，可以延长下巴，让面颊的下半部分更长一些。

除了填充下巴外，我们还可以用玻尿酸来填充苹果肌和颞部，这样可以让上面部高光点向内上提高，让面部收拢的同时又

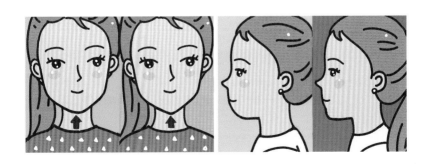

有提升的视觉效果。

改善轮廓线条。

面部的S曲线能给凝视者一个注视焦点，不仅弧度美好，还能显瘦。

脸看起来胖胖的人，其实给人的感觉就是"整个五官没有深度"。而面颊凹陷、苹果肌凹陷的人这条线就不够柔和饱满，给人的感觉就是"不秀气、不立体"。所以这个时候玻尿酸就能起"增加面部深度"的立体作用！

改善中轴线立体度。

立体的五官会很"挺拔"，有一种"向上""向前"的方向感，而扁平的脸呢，就会让人感觉十分"外扩""膨胀"，所以让面部中轴线更加立体，会起到很好的缩脸效果。

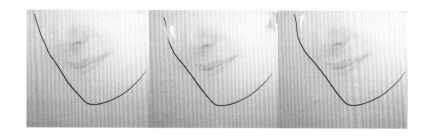

　　面部中轴线是我们面部的一条线，涉及的部位有眉心、鼻中隔下点、下颏。只要这条线上的部位都能立体，那么就完全可以甩掉大饼脸的包袱，晋升成立体小脸。那如何改善中轴线的立体度呢？用玻尿酸填充凹陷的额部、眉心、鼻部、嘴唇、下颏，瘦脸效果立现！

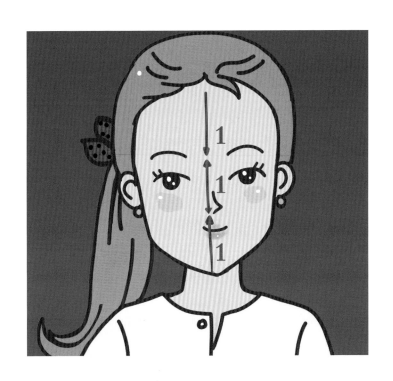

22.苹果肌该如何把握注射的剂量，才不至于变成包子脸?

号称"童颜神器"的苹果肌真是亦正亦邪，打对了，年轻20岁，打错了，直接掉坑里。

从医学解剖角度上来说，"苹果肌"根本不存在，它并不是肌肉！其实它是颧骨前的脂肪组织，微笑或做表情时这部分脂肪会因为面部肌肉的挤压而稍稍隆起，看起来就像圆润有光泽的苹果，所以得名"苹果肌"。

饱满的"苹果肌"可以让脸颊呈现出如苹果般的曲线，即使不笑，看起来也像在笑。一笑，感觉更为甜美。可是少了"苹果肌"，脸上就会呈现过度消瘦的面相，让人感觉冷漠、不年轻。

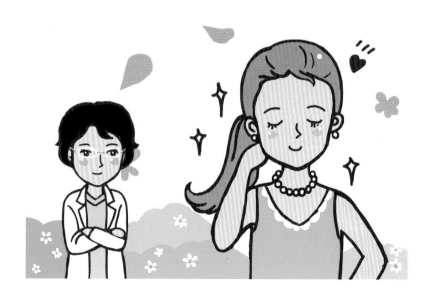

但是，苹果肌会随着年龄的增长而萎缩，组织松垂，通过玻尿酸注射能使苹果肌恢复饱满，最大限度地重显童颜。而准确把握苹果肌的范围，掌握这个度是恢复饱满苹果肌、避免出现包子脸的关键。切记注射的剂量不宜一味追求多。

苹果肌的正确位置是在眼睛下方2cm处的肌肉组织，呈倒三角形状且苹果肌的长度不会超过鼻中底线。

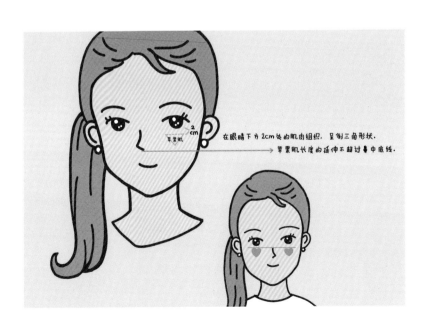

23.好多明星都变"包子脸"了，都是玻尿酸惹的祸吗？

"包子脸"常见于3个情况：（1）注射位置不准确；（2）注射剂量过多；（3）没有考虑动态时也就是"笑时"的效果。

我们先来探讨一下注射位置：

因为苹果肌与颧骨的位置重合，所以很容易把高颧骨与苹果肌弄混，而包子脸则是苹果肌与多余脂肪连成一片了，所以也经常被弄混。正如贝嫂的高颧骨，宋慧乔的标准苹果肌，户田惠梨香的包子脸。当准确掌握了苹果肌的范围，选择适度的填充剂量，就可以重回"童颜"，而不是变成"包子脸"。

我们再来看一下注射剂量：一般来说，第一次注射苹果肌肉时推荐您先注射1支，也就是一侧注射半支。如果1个月后感觉剂量不够，可再补打1支。"宁少勿多，宁缺毋滥""less is more"！

最后，我们强调一下"动静平衡"！这一点非常重要哦！很多求美者甚至很多医生都会一味追求中面部无凹陷，而过度注射，要切记：这里是要笑的！笑时，中面部与"笑"有关的所有提肌收缩挤压中面部，此时注射过多的玻尿酸就会被挤得凸出来，像个"肉包子"一样的苹果肌就会显现出来！

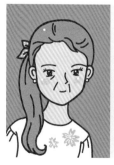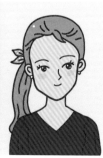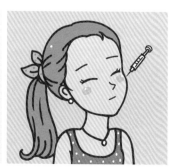

24. 有人用玻尿酸丰胸，好有钱啊！应该很值吧？大概要打多少支啊？

玻尿酸丰胸一般需要的量比较大，局部大剂量填充玻尿酸可能会有较多的不良反应，比如：结节、玻尿酸移位。因此在我国是禁止注射大剂量玻尿酸来丰胸的。

临床中可以少剂量小分子玻尿酸做乳房的皮肤中胚层疗法，提升胸部皮肤的水和度、弹性和丰盈度，可以有效减轻胸部皮肤和乳晕周围皮肤的老化程度。

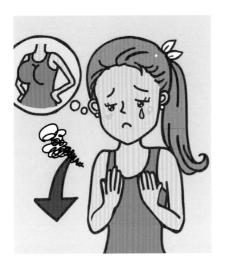
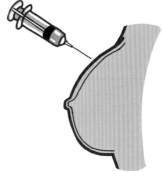

25. 天哪，有人用玻尿酸打脚后跟，就为了穿鞋不掉，贫穷限制了我的想象力！

玻尿酸一般用于填充凹陷，我们不建议用来注射在脚后跟，因为美丽的足部包括纤细的脚踝和合适的脚跟脚踝比例，注射玻尿酸后可能导致脚跟圆钝，影响美感。而且脚后跟是一个着力部位，注射玻尿酸后若长时间受到挤压可能导致玻尿酸移位、局部形态发生改变。

同理，我们也不推荐在脚跟底部注射玻尿酸（意图增高的求美者）。因为脚跟底部在站立和行走时是人体主要的着力点，玻尿酸长期受压很容易向四周扩散，很难达到预期的"增高"效果。

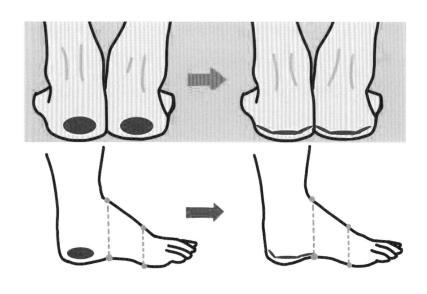

26. 玻尿酸会不会越打越多啊？

玻尿酸会不会越打越多，取决于你所选择的医美医生和你自己的审美。

首先，我们来谈谈医美医生的选择。好的医美医生不仅仅要有正确的审美、优秀的临床技术，还要会联合运用"加减法"。顾名思义，加法就是注射玻尿酸、胶原蛋白等填充剂，减法就是收紧提升治疗，如：热玛吉、超声刀、埋线提升。一位称职的医生一定不会一直往脸上打材料，一定会定期做减法。

接下来，我们来谈谈求美者自身的审美问题。你们都看到有一些明星打玻尿酸打多了，对吗？可是你们知道吗，有些明星是自己非要过度注射，A医生告诉她不能再注射了，否则会变

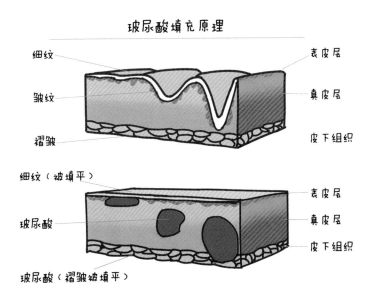

玻尿酸填充原理

难看，她听不进去啊，那就换B医生、C医生……终会遇到一个"给钱就打针"的医生，然后……当然也有人会"很傻很天真"地被"不良"医美机构过度注射的。另外，我们也应看到，现在大多数明显的容貌是年轻且自然的。

我在门诊中每天都给求美者科普要理智求美，每个人都会老的，皱纹终会出现的，只要咱们比同龄人年轻、精神，就可以了。我们要做的是抗衰，而不是"变老妖精"。

让我们来看看玻尿酸的填充原理：

从图中我们可以看到玻尿酸只是填充于皮肤凹陷和组织容量缺损的位置，使凹陷的肌肤被玻尿酸填充平整了，所以面部看起来就平整饱满了。而在日后注射的玻尿酸随着时间的推移，会被降解吸收掉。

虽然，我们皮肤原本存在的玻尿酸也会随着年龄的增长而不断减少，一般而言，为了达到相对一致的效果，一个50岁的人需要填充的玻尿酸的量会比25岁的人多一些。然而，玻尿酸在反复叠加注射后，吸收速度会大大减慢，所以只要您理智求美，医生又靠谱，玻尿酸的注射量应该会越来越少。

27. 鼻子怎么打玻尿酸才能不变宽啊?

一般而言,多次玻尿酸过多注射隆鼻后,玻尿酸会变宽,鼻子会有一定程度的变宽。就如同沙堆:沙堆越高,沙堆底盘就越大。

那么如何才能做到在注射玻尿酸后鼻子不会变太宽呢?

(1)玻尿酸的剂量:这与医生的经验水平有很大的关系,一般专业的微整形医生会根据求美者的鼻部情况选择适量的玻尿酸剂量,鼻子鼻形较好,只是想把鼻梁稍稍垫高,注射1mL左右就可以了,而不能随意过多的注射,否则会造成变宽、变粗等情况。

(2)隆鼻手法:主要体现在注射手法和塑形手法上。注射手法也很重要,专业的医生能够控制好玻尿酸注射的深度、层次

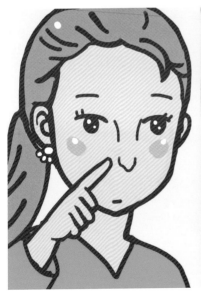
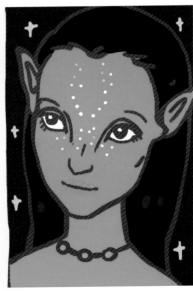

和剂量，不伤害到鼻部周围的组织，不影响鼻子正常的工作，安全性更高。注射技术差的医生"三分打七分塑"，手上没有准头，全靠捏，鼻子都捏红了，鼻形也不好看；好的医生"七分打三分塑"，注射结束后，用手好好塑塑形，一个漂亮的鼻子就形成了；顶级的注射医生"九分打一分塑"，注射如行云流水，一气呵成，"出针"后，两个手指轻轻捋捋，一个完美鼻子就产生了。一个合格的医生能够根据求美者的鼻部特征和五官比例打造出最合适的鼻形，形状得当，鼻形高耸，而且不会变形。

（3）玻尿酸的型号：注射玻尿酸隆鼻需要使用硬型号的玻尿酸，如果用了软型号的玻尿酸，相对来说立体度较差，就会变宽。

（4）鼻部基础：一般来说，鼻子本身比较宽、低、平的求美者，肯定比鼻子基础好的人要显得稍微宽一点。这样的鼻子，如果求美者要求高，可以选择做假体手术，或者玻尿酸注射联合埋线隆鼻，以达到理想的鼻形。

28.天哪，她的鼻子怎么是透明的？

玻尿酸隆鼻透光正常吗？

玻尿酸隆鼻透光是正常现象，只有在强光侧面照射的特定角度下，才有可能出现透光现象。出现透光可以通过一些手段，尽快缓解玻尿酸隆鼻的透光现象，如：埋线、注射胶原蛋白。一般求美者无须过于担忧。

注射玻尿酸隆鼻后会透明现象的原因如下：

（1）注射层次浅：玻尿酸注射进皮肤的量多且注射层次比

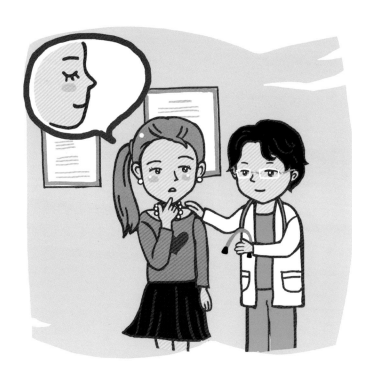

较浅，加上求美者本身的鼻子的组织比较薄，鼻子里面的玻尿酸就比较容易透过光线，因此，在太阳底下看的时候，注射过玻尿酸的鼻子就是透明的，玻尿酸是具有黏性的透明胶状物质，正是这种特性导致注射过玻尿酸的鼻子有些许透光的现象。

（2）鼻子炎症：如果你在玻尿酸隆鼻之后发生了炎症，鼻背部分就可能会发红变薄，也有可能会有透光的现象。求美者在这样的情况下，最好是及时就医。可以根据医生的指导，用一些抗生素抗感染，避免感染和透光程度加深。

（3）强光+角度：很多人鼻子的鼻根处的皮肤很薄，加上强光的照射和特殊的拍摄角度，就会有一种鼻子变透明的感觉，很多人小时候有这样的经验，如果用手去挡住强光手电筒的光，手指都会透出光线来，因此玻尿酸隆鼻透光不一定是玻尿酸引起的，透明的现象与求美者本身皮肤厚度和拍照的角度有关系。所以，很多没有注射玻尿酸的鼻子也是会透光的！

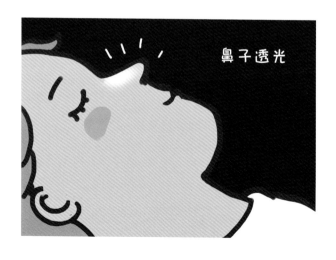

29. 我在"工作室"打的"玻尿酸"，突出来了，挪地方了，摸上去很硬，表面皮肤变红了，巴拉巴拉……怎么办啊？是不是打了假的玻尿酸？

首先，我们选择的注射场所必须是正规医疗机构，除此之外的工作室、酒店、美容院等场所，都是不合法的，所以产品很难是真的。第二，为你注射的人必须是具有行医资格的医生，而且是经过正规专业培训的整形科医生或皮肤科医生。只有这样才能确保使用的是正规玻尿酸，才能最大限度地避免注射玻尿酸产生的不良反应，并且有能力处理注射后产生的副反应。

除此之外，我们还能怎么判断玻尿酸的真伪呢？

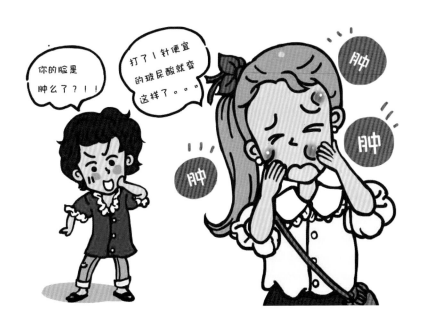

看玻尿酸的外包装上是否有医疗注射许可：

消费者可以去食品监督管理局的网站查询，点击"数据查询"里的"进口器械"或者"国产器械"，输入产品名称，就可以知道产品是否是经国家批准的。

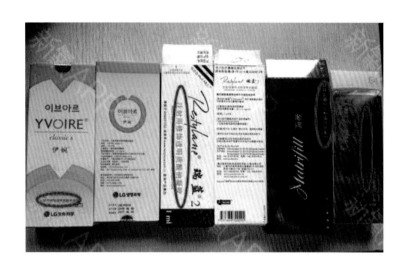

查询防伪编码：

正规的玻尿酸产品的外包装上都有防伪编码，消费者可以根据编码在官网上进行查询，看注射的玻尿酸是否是正规产品。

通常有3种方式：A.电话查询；B.官网查询；C.扫描二维码进入网站查询。

真正的玻尿酸每支都有特定的编号，就像人的指纹一样，是独一无二的，都是可以在官方网站查询到的，而假的玻尿酸没有编号。

我们先来科普一下乔雅登的防伪识别方法：

乔雅登雅致®：淡紫色包装盒
乔雅登极致®：深紫色包装盒

盒子下方有ALLERGAN镭射
激光：在光线下可变

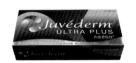

盒子一侧按顺序分别印有：批号、生产年月有效期、产品代码；还有贴有防伪标志，撕开则显示"无效"字样

每一盒乔雅登®产品内有一本未开封的黄色边框说明书和2支独立封装的含有0.8mL玻尿酸凝胶的乔雅登®产品

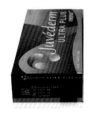

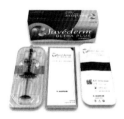

每1支玻尿酸的独立包装里含有：

• 1支装有玻尿酸凝胶的注射器。

• 2个注射针头。

• 粘贴在包装盒内的标签。

该产品在未开封前是塑封完全的，且拆开后不能二次使用。

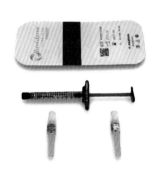

产品侧身贴有防伪码标签，可撕开进行验证。

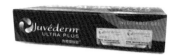 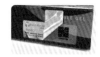 

有两种方式查询真伪：

方法1：扫码验证

打开微信"扫一扫"功能，直接扫描
防伪二维码，查询结果。

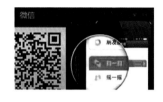

方法2：官网查询

登录乔雅登®官网

http://www.juvederm.com.cn/

在查询框中，输入二维码下方验证
码，进行查询。

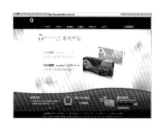

有可能返回的3种结果：

（1）第一次查询："尊敬的客户您好！您所查询的乔雅登®系列
产品，是正品标识，感谢您的选择！"

（2）重复查询："您所查询的防伪编码已于×年×月×日被首
次查询过，请仔细核对，谨防假冒产品！您可致电：400-153-
8070核实产品信息。"

（3）错误查询："您所查询的防伪编码不存在，请仔细核对，谨防假冒产品！您可致电：400-153-8070核实产品信息。"

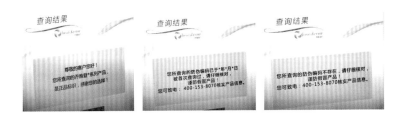

我们再来看一下瑞蓝的防伪方法：

您可以通过以下两种方式查询真伪：

（1）刮开包装盒上粘贴的产品查询标签上的23位防伪涂层查询。

（2）通过注射器上可粘贴标签上的15位识别码查询。

登录瑞蓝官方网站www.restylane.com.cn，输入防伪码可鉴别。

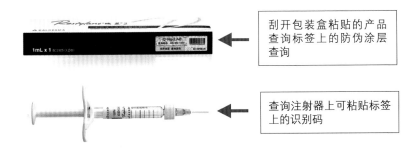

刮开包装盒粘贴的产品查询标签上的防伪涂层查询

查询注射器上可粘贴标签上的识别码

嫌麻烦？

那就直接拨打防伪查询热线：400-650-1053。

您还可以：

关注瑞蓝的官方微信"瑞蓝爱美丽"，输入防伪码，查询产品真伪。

使用前看玻尿酸是否为密封包装：

玻尿酸对于产品的包装是十分讲究的。国内批准的乔雅登极致、雅致是0.8mL，其他品牌玻尿酸的容量一般是1mL，用无菌的密封包装，使用前，只要直接拆开包装，装进针筒里，装上施打针头就可以注射，不会是分装货。

30.什么是玻尿酸溶解酶？如何使用？能否想溶多少就溶多少，而不会溶多了再注射，浪费钱？

由于玻尿酸是可以被溶解的，所以在医学的处理上，遇到不可逆、无法挽救的状况时，可注射溶解酶消融玻尿酸。因此，玻尿酸溶解酶也被视为玻尿酸的解药。但是玻尿酸溶解酶的注射也需要在正规的医疗机构，由正规的医生进行注射。

注射玻尿酸后出现外观不满意、注射过量、左右不对称、凹凸不平、肿胀等不良现象，都可以通过注射玻尿酸溶解酶来解决。一般来说，玻尿酸注射后大部分人会有约48小时的肿胀期，个别人会达到7天才会完全消肿，所以如果不满意的话，也建议至少要等到1周后再溶解，最好等到2周。当然如果比较心急或者时间比较紧也可以立刻注射。

只有非常有溶解经验的医生才能做到定点、定量溶解，注射进入的玻尿酸溶解酶是液态的，会向周围扩散，因此能将周围的

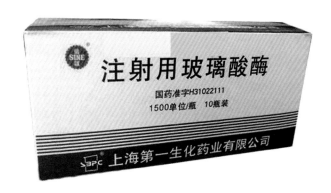

玻尿酸溶解。有经验的医生，会调整溶解酶的浓度，精确掌控注射深度和剂量，来精准地溶解掉靶玻尿酸。

玻尿酸溶解酶不能保证一次性完全把所有玻尿酸溶解干净，如果溶解后1周以上还摸到有硬结，可以再次溶解，而且即使溶解不干净，剩下的玻尿酸也会随时间被自身吸收。溶解后也可以根据患者的情况酌情调整，补打玻尿酸，最终达到一个双方都满意的状态。

注射玻尿酸溶解酶后多长时间可以溶解掉玻尿酸？

注射后立即起效，半小时后就可以看到部分效果，24小时后，绝大部分玻尿酸就已经溶解了，1周之内溶解掉的玻尿酸就会被完全吸收。

溶解酶的使用方法

（1）溶解酶以冻干粉形态存在，需要在使用前配制。拿1瓶溶解酶，抽取1mL生理盐水到瓶中，充分溶解干粉；用1mL注射

溶解酶（1瓶）	步骤			浓度	相对浓度	用途
	1·配制（生理盐水）	2·抽取	3·稀释（生理盐水）			
1500U	1ml	0.1ml	0.9ml	150U/ml	标准浓度	常规玻尿酸溶解
1500U	1ml	0.2ml	0.8ml	300U/ml	2倍浓度	大分子高交联玻尿酸溶解
1500U	1ml	0.3ml	0.7ml	450U/ml	3倍浓度	大分子高交联玻尿酸溶解
1500U	1ml	0.5ml	0.5ml	730U/ml	5倍浓度	栓塞急救（常用）
1500U	1ml	1ml	……	1500U/ml	10倍浓度	栓塞急救（少用）

器抽0.1mL溶解后的溶解酶；再加生理盐水稀释到1mL，混合均匀，这1mL溶液里就含有150U的溶解酶。

（2）这1mL的溶解酶基本就能溶解1mL的小分子玻尿酸，但对于交联度过高的产品，溶解酶的浓度要加大，但千万别直接用原液溶解，浓度太高。具体用量视需要而定，但一次用量最好不超过1500U。在发生血管栓塞时，要使用高浓度原液直接溶解。配制好的溶解酶为水溶液，极不稳定，宜临用前配制，剩余溶液可在30℃以下保存2周，但若有变色或沉淀则不可再用。

（3）注射：注射的时候先确定注射的深度和范围，尽量注射到玻尿酸中间去，多方向均匀注射，这样不会出现溶解后凹凸不平的现象。

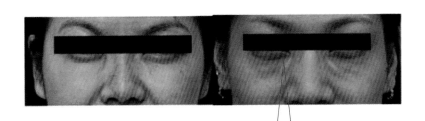

注射后凹凸不平的玻尿酸建议溶解

31. 我是个大眼睛的美眉，可这眼下方的突出到底是眼袋还是卧蚕啊？傻傻分不清楚哦。如何解决？

当微笑时出现在下眼睫毛下方的一条4~7mm宽的带状隆起物，看来好像一条蚕宝宝横卧在下睫毛的边缘，它能增加眼睛的立体感，使眼睛显得俏皮可爱，透着青春活力，这叫作卧蚕，有卧蚕的眼睛很好看，给人一种亲和的感觉！！卧蚕在静态时并不明显，而在微笑时饱满且突出。

还有一种在眼下的突出就是眼袋，对比卧蚕，眼袋则是眼睛下方呈三角形的袋状突起，常伴随着皮肤的松弛及细纹。眼袋

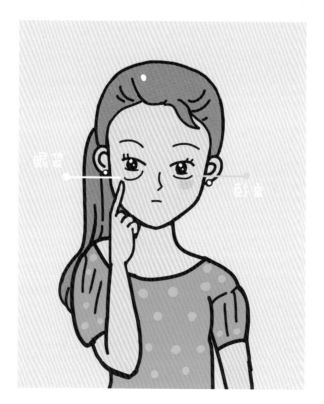

会使人显得疲惫和苍老，宛如岁月在心灵的窗户下遗留的一笔轻愁。眼袋时时刻刻挂在两眼下面，诉说着你的困倦。

那么笑起来眼底下多了两条"突出物"是怎么一回事？那可能是同时存在卧蚕和眼袋，因为局部皮肤松弛，导致微笑时卧蚕和眼袋之间有沟壑的原因。那么我们可以采用手术的方法或者眼袋埋线的方法祛除眼袋。也可以注射极少量小分子玻尿酸在卧蚕和眼袋之间的沟壑处以及眼袋下方的凹陷处。但具体方案，需根据每个人的具体情况和医生的技术水平来定。

这个部位是非常挑战医生技术的，请慎重选择医生。最贵的不一定是最好的，然而便宜的，除了便宜都是问题！

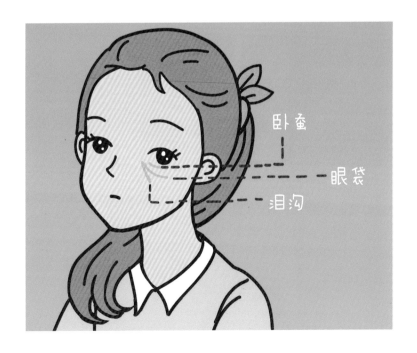

32. 如何用玻尿酸注射出"娘娘"一样的下巴？真实又自然！

按美学标准，脸部要符合"三庭五眼"的原则，而下巴则与面部黄金比例息息相关。从正面看，其长短决定了面部的形状；而侧面决定了面部轮廓和边缘的曲线；在侧面，鼻尖、嘴唇、下巴尖在一条直线上最好看。有一个好看的下巴，不仅能拉高颜值，还能增加气质，那么什么样的下巴才够完美呢？

（1）侧90°时，做1条直线连接鼻尖和下巴，嘴唇应该在线内侧0~2mm左右。

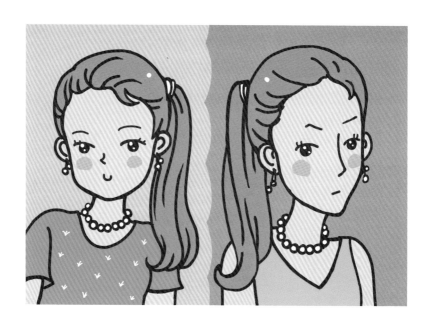

（2）从侧90°看，嘴唇应该比人中穴和下巴连接线凸出来一点。

（3）嘴唇和下巴的连接线应该是圆滑的S形曲线。

（4）人中到下巴的距离应占整张脸的1/3。

想要一个自然、美丽的下巴，需要结合自身五官的结构进行设计，过多地注射玻尿酸并不能形成一个完美的下巴。同时注射玻尿酸隆下巴需要注意与周围下颌缘的衔接，需要良好地过度下颌缘和下巴的曲线才能让下巴看上去更自然，线条更流畅。

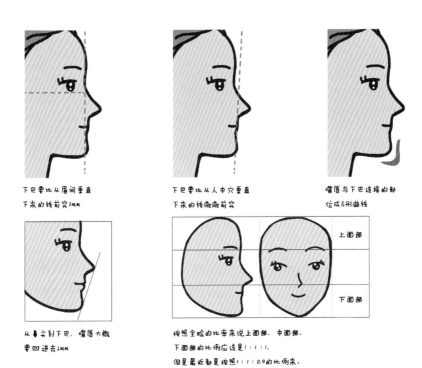

下巴要比从眉间垂直
下来的线前突3mm

下巴要比从人中穴垂直
下来的线微微前突

嘴唇与下巴连接的部
位成S形曲线

从鼻尖到下巴，嘴唇大概
要凹进去2mm

按照全脸的比率来说上面部，中面部，
下面部的比例应该是1：1：1，
但是最近都是按照1：1：0.9的比例来。

33. 那些下巴百变的明星是怎么一回事?

　　注射玻尿酸垫下巴是现在比较受欢迎的微创手术，不需要开刀、痛苦小、恢复快，并且由于玻尿酸本身也存在于人体中，所以相对安全可靠。但是玻尿酸会随着人体的新陈代谢逐步降解，而且玻尿酸有玻尿酸溶解酶这样一个"解药"，使得玻尿酸注射的安全性更高，它不会在身体里产生任何蓄积的现象。而明星们的"百变下巴"可能正是利用注射的玻尿酸的可溶解性，根据导演和角色的需要，可以随意改变下巴的形状和大小。

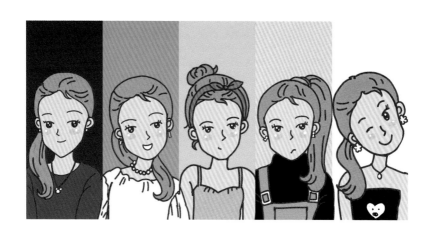

34. 玻尿酸注射常见的副作用是什么？

"医生，我小姐妹打了玻尿酸以后皮肤特别好，鼻子和下巴填充的自然又好看，我也想填，可是我又怕打毁容了，玻尿酸注射后有什么副作用呀？"

许多求美者都有注射玻尿酸的需求，但往往因担心注射玻尿酸后出现不良反应而望而却步。

那么注射玻尿酸后有哪些不良反应呢？

一、红、肿、热、痛、胀

无论任何材料、注射部位或任何人注射，这几个症状总是无可避免地在注射即刻出现，确切地说是注射过程中就已经开始出现，只是症状的轻重、持续的时间长短不同而已。有些人出现红肿，毛细血管扩张等问题，首先考虑的是注射过程是否是无菌操作的，比如注射前是否做消毒处理，针头是否碰到了其他污染

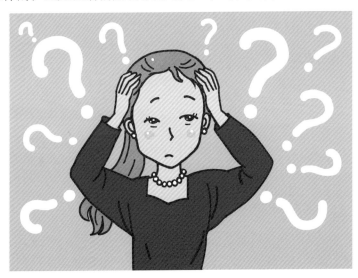

源，手是否碰到了注射部位，这些都是容易引起红肿的因素。其次考虑注射的玻尿酸品牌，不是所有的品牌都公布其安全性的数据。从作用机制来讲，有些玻尿酸含有过多未完全交联的BDDE以及残留的其他未知杂质，这也会是引起术后红肿反映的因素。敏感体质的患者症状较为明显。另外，红肿反应和医生的注射水平也有着很大的关系。对注射层次、注射剂量、推注流畅性把握较差的医生会存在反复入针、层次过浅、局部剂量过大等问题，继而引发组织反应较重，产生明显的红肿反应。

建议大家选择乔雅登和瑞蓝这种高品质玻尿酸和临床经验丰富的注射医生。FDA审批的玻尿酸产品其未交联的BDDE的比例是安全可靠的；希望大家使用美国FAD和中国NMPA都审批过的产品。

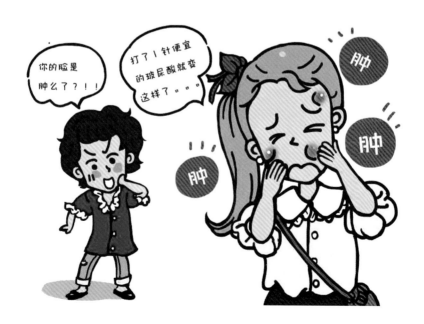

二、瘀青：

瘀青往往是注射时损伤到了局部血管，一般在注射后1~3天后形成。3天后瘀青面积逐渐缩小并消失，颜色逐渐由红变紫、由紫变青、由青变黄，最后慢慢变淡，慢慢消失，大多于7~14天消失。在血管丰富的地方，瘀青在术中、术后即刻或术后1~2天均可出现；血管末梢血运较差的部位，也可产生瘀青。

三、其他副作用

黑眼圈（含丁达尔现象）、形态欠佳、感染、红血丝、硬结、栓塞等。

所以，为了预防出现较严重的并发症，一定要去正规医院，找有资质的医生进行注射，不能为了"美容而来"却变成了"毁容而归"。

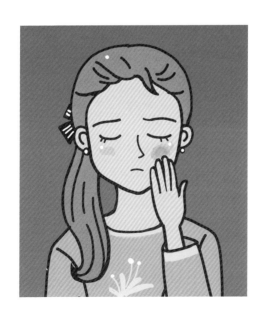

35. 哪些人不适合注射玻尿酸?

注射玻尿酸可以对面部进行微调，可以补水锁水，可以除皱美容，总之玻尿酸是深受求美者推崇的产品。可是并不是每一个人都能够注射玻尿酸，那么，哪些人不能注射玻尿酸呢?

孕期或哺乳期女性、年龄在18岁以下的人、局部有炎症或感染的皮肤、服用抗凝血药期间注射玻尿酸引起肿胀或出血的风险极大。正在服用肌肉松弛症药剂者、服用阿司匹林者不适宜注射玻尿酸。建议医生在注射前向求美者询问是否对玻尿酸过敏以及既往病史。

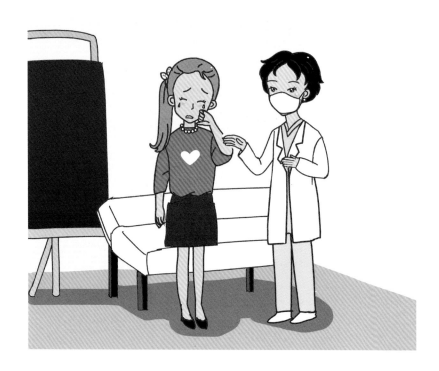

绝对禁忌证：

（1）曾经对玻尿酸衍生物有严重反应患者。

（2）有严重变态反应史和异物过敏史者。

（3）孕期或者哺乳期女性。

（4）服用抗凝血药期间。

以下人群也需要谨慎选择注射玻尿酸：

（1）感染性疾病患者不宜做整容手术：乙肝、艾滋病等传染性疾病是手术的禁忌证。

（2）不明所需的人："医生，你看看我该做哪儿？"这是一个整形外科医生经常听到的一句话，也是最让医生头疼的一句

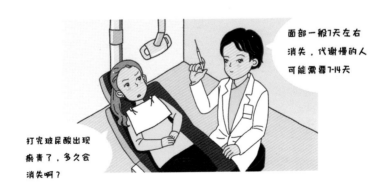

话。现在很多追求时尚的女孩把整形美容当作一种时尚。但被问到自己的目标或者想做什么手术时，他们不能给出明确的答案。如果给这样的求美者做手术，不仅难以达到预期的手术效果和心理效应，而且求美者很容易后悔。

（3）注射间隔太短的人：比如，今天来注射，1周内要举办婚礼。个人体质不同，水肿情况和瘀青概率的差别会很大，不推荐近期有重大聚会的求美者注射玻尿酸。

（4）严重脏器疾病：如果求美者有凝血功能障碍，或者有没有控制好的高血压、糖尿病、内分泌系统等基础疾病，或者心、肺、肝、肾功能不好等，对手术的耐受性不好，就会大大增加手术的风险，术后出现并发症的概率也高，恢复慢，影响治疗的效果。

36.泪槽沟打完玻尿酸几天以后，黑眼圈更深了，为什么？怎么解决？

　　黑眼圈分为结构型、血管型、色素型和混合型。由于经常熬夜、情绪不稳定、眼部疲劳、衰老静脉血管血流速度过于缓慢等因素造成眼部皮肤的红细胞供氧不足，血管中二氧化碳及代谢物积累过多，形成慢性缺氧，血液较暗并形成滞留，造成眼部色素沉着。眼周，尤其是泪沟进行玻尿酸注射填充，极易加重黑眼圈，其主要原因如下：

　　（1）泪沟处的血运丰富，注射操作不当极易产生血肿，消肿虽快，但是色泽不易消退，即形成黑眼圈。

　　（2）由于"丁达尔"现象，注射玻尿酸后，由于其胶体性状导致局部产生黑眼圈外观的光学现象。往往在刚注射完时，由于红肿更为明显，黑眼圈症状倒并不明显，当红肿消退后，注射进入的玻尿酸可因吸水性导致局部再次膨胀，"丁达尔"现象显现，使黑眼圈外观更为明显。易发生于血管型黑眼圈和皮肤菲薄的求美者中。

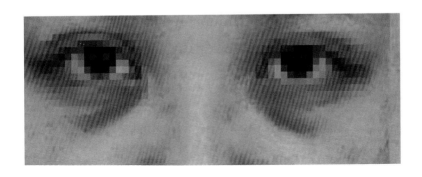

（3）注射后的玻尿酸持续压迫，使局部血液循环变差，使黑眼圈加重。

解决方法

皮肤较厚实的求美者，眼周注射玻尿酸时要少量、深层次、均匀地注射。一旦注射玻尿酸后黑眼圈加重了，及时用玻尿酸溶解酶溶解掉已经注射的玻尿酸就好。

皮肤较薄的求美者，建议找技术好的医生选用胶原蛋白来注射眼周，胶原蛋白不会产生"丁达尔"现象，反而可以在遮盖血管型黑眼圈的同时，改善结构型黑眼圈。

37. 打玻尿酸疼吗?

玻尿酸注射是一种微创手术的操作,是通过精细的注射器在局部穿刺到达皮下、筋膜下或者骨膜上。注射时会有一定的疼痛感(酸痛或者胀痛),但是一般在可以忍受的程度,如果求美者比较怕疼,可以使用局部冰敷、局部注射麻醉药或者外敷表面麻醉药膏来减轻疼痛的程度。

选择技术娴熟的医生操作,避免反复穿刺和无效穿刺,也会大大提高注射的舒适度。

另外玻尿酸有吸水性,在打完玻尿酸之后,注射部位会有3~5天的肿胀期,可能会有些胀胀的感觉。

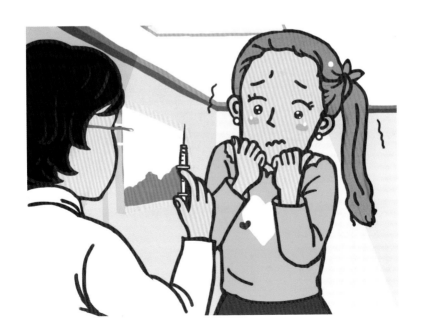

38.打完玻尿酸之后多久可以洗脸化妆啊?

对于洗脸，一般来说，打完玻尿酸4小时之后便可以正常洗脸了，不过注意洗脸的动作一定要轻柔，因为这阶段的皮肤(尤其针眼部位)依然比较脆弱，对于外界的刺激十分敏感。

因此在选用清洁类产品的时候，要尽量选择温和并且安全度高的产品，同时可以选择一些含有保湿及抗炎成分（如甘露醇、鼠李糖、甘草提取物等）的产品，来维护皮肤的屏障功能。

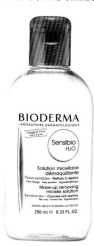

通常在治疗之后，推荐求美者使用法国进口的贝德玛舒妍多效洁肤液进行清洁。

首先这款产品的质地是纯水样的，使用感很棒，不会给皮肤带来任何负担。

其次这款产品选用的是经过9个净化过滤步骤所得到的高纯水，区别于普通化妆品使用的去离子水，安全度更高。

当然，这款产品也添加了一些带有舒缓功效的专利成分，可以帮助大家的皮肤更快地恢复健康。

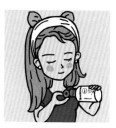
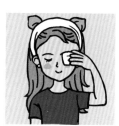
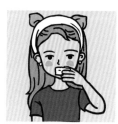
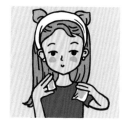

除此之外，这款洁肤产品使用起来也格外方便。先把洁肤液浸透化妆棉。接着把化妆棉湿敷在面部5~10秒，然后轻轻地由内向外擦拭。当化妆棉变脏之后，要及时地更换新的化妆棉，并重复之前的步骤。最后，直到化妆棉上没有任何颜色了，便代表我们的清洁过程也完成了。总的来说，这是一款非常适合求美者治疗后使用的清洁产品。

而对于化妆，则在注射完玻尿酸3天后可以化妆，但是这个时间不是固定的，如果面部仍然有红肿现象的话，需要等到红肿消退后才能够化妆。注射完玻尿酸之后不可以马上化妆，最主要的原因是化妆品接触玻尿酸针孔之后，色素和粉底容易渗入伤口，这样很容易导致伤口感染或者出现接触性皮炎，进而还会延长玻尿酸注射美容的恢复时间。

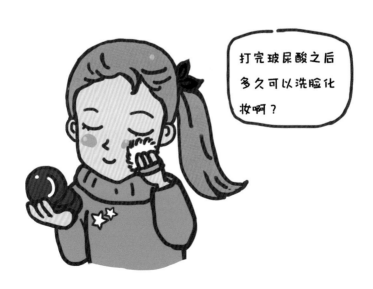

关于注射玻尿酸之后化妆还需要注意以下几点：

（1）化妆需要避开针孔。打完玻尿酸3天后化妆应该注意避开曾经的针口，这是因为有的人伤口的自愈能力比较差一些，化妆品也容易在皮肤的伤口部位"乘虚而入"，这样很容易使求美者打完玻尿酸后却因护理不当而造成感染。

（2）化妆动作应轻柔。玻尿酸注射美容或者用玻尿酸填充面部凹陷之后化妆，应该尽量注意手法要轻柔。这是因为玻尿酸还没有与面部软组织充分相融合，至少需要1周的时间才能融合。因此，在打完玻尿酸化妆的时候，应该尽量保证动作的轻柔，不要用力使用化妆工具摩擦面部。

39. 我来例假了，可以注射玻尿酸吗？为什么？

月经期间最好避免注射玻尿酸。

月经期间子宫内膜释放出较多的组织激活物质，将血液中的纤维蛋白质溶解酶原激活为具有抗凝血作用的纤溶酶，同时体内的血小板数目也减少，因此身体凝血能力降低，止血时间就延长了。因此，月经期注射玻尿酸可能导致局部出血、血肿、瘀青等不良反应，进而延长了注射玻尿酸的术后恢复时间。再就是月经期抵抗力较弱，感染概率也相对增加。虽然没有医学文献说月经期不可以注射玻尿酸，但一般情况下建议避开月经期进行注射。

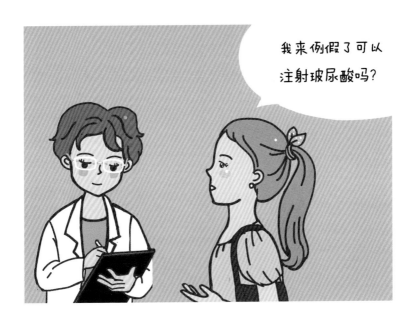

40. 多次注射玻尿酸会产生依赖性吗？一旦不注射了，我会不会变得更老？

注射玻尿酸是没有依赖性，玻尿酸原本就存在于皮肤内，注射的玻尿酸可以很好地融入人体，完成后的效果很自然，能够帮助皮肤从体内及皮肤表层吸收水分，还能增强皮肤长时间的保水能力。当玻尿酸吸收水分后，使得弹力纤维及胶原蛋白处在充满湿润的环境中，皮肤因此具有了弹性。注射玻尿酸所保持的效果在6~18个月之间，也可以保持更长的时间，因为玻尿酸会被人体吸收，所以需要多次注射玻尿酸来维持其效果。

随着时间的推移，身体中的玻尿酸也会慢慢地消失，正常皮肤含有的透明质酸从25岁以后就开始流失，30岁时只剩下幼年期的65%、60岁时只剩下25%，皮肤的水分也会跟着玻尿酸而丢失，失去弹性与光泽，长久下来便出现皱纹的老化现象，这就是皮肤问题出现的主要原因。所以，一旦不注射玻尿酸，只会恢复到未注射前的皮肤状态，并不会加速皮肤老化。

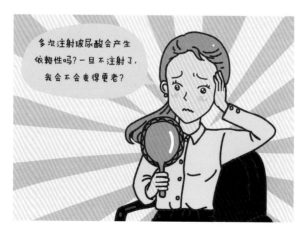

41. 准备怀孕，可以注射玻尿酸吗?

　　注射玻尿酸并不会直接影响怀孕，因为玻尿酸本身是安全的。但是对于备孕期的女性而言，最好还是不要在备孕期注射玻尿酸，这是因为玻尿酸进入身体后容易引起免疫系统的应激反应，另一方面，如果打完玻尿酸之后万一出现感染的情况可能会使用药物，而药物对于胎儿的发育会有不良影响。如果在近期打了玻尿酸，那么就要建议大家把备孕期延长3个月左右。

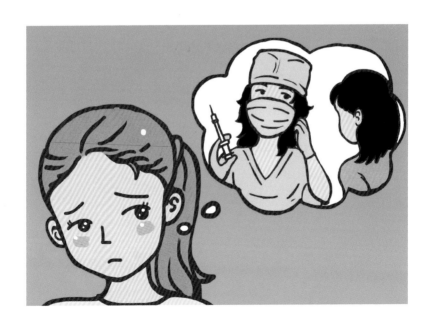

42. 感冒了，可以注射玻尿酸吗？

感冒期间身体免疫力低下，玻尿酸属于外来物质，容易造成过敏反应，增加感染风险，就上述情况而言，建议不要在这个时间段进行玻尿酸注射，最好等到身体恢复后再进行治疗。感冒期间，多饮水，以清淡饮食为主，避免熬夜劳累，适量运动将有助感冒的恢复。

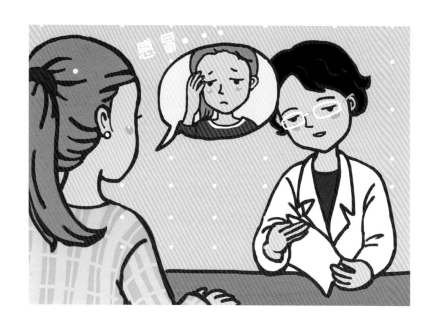

43. 最容易栓塞的部位有哪些?

在注射玻尿酸的过程中及注射后,出现栓塞对于医生和患者都是最大的噩梦。注射医生要熟悉解剖结构,具备及时预防并处理栓塞的能力,这样遇到意外时也能化险为夷。

注射玻尿酸栓塞常发生于眉间、鼻侧面、鼻尖和鼻唇沟区域。这些区域的血供非常丰富,一旦玻尿酸直接注射进入这些终末动脉,发生动脉栓塞,进入血管的玻尿酸微粒可以顺行栓塞,导致血供区域的皮肤坏死,常发生于鼻尖和鼻唇沟部位。而最严重的并发症则是由于注射压力过大,导致进入血管的玻尿酸逆行流动,栓塞眼动脉或视网膜动脉而导致失明。

其他部位同样也存在玻尿酸栓塞血管的风险,因此注射玻尿酸一定要选择正规医疗机构、正规医生以及正规的产品进行。

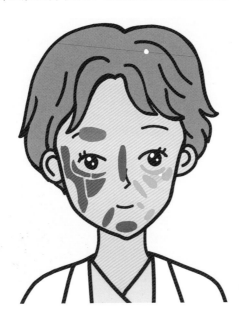

44.如何在第一时间发现栓塞？

要想在第一时间发现栓塞，那么需要了解注射玻尿酸引起血管栓塞的原因和产生血管栓塞会有哪些症状。

形成血栓的原因有以下两方面：

（1）直接栓塞：是在注射时，针头直接刺入较粗血管内，玻尿酸直接注射入血管，并引起物理性的栓塞。因为面部的血管大多较细，在现实中并不常见。

（2）间接栓塞：注射过程中，针尖贯穿或抽出时对血管形成创伤，导致血液缓慢流出，施术者在不察觉的情况下继续在血管外的**组织间隙**中注射玻尿酸，出血与玻尿酸的注射使组织间的**压力增大**，当外界压力与血管收缩压达到平衡，却超过了血管的**舒张压时**，就会使血液出现逆流现象，组织间隙内的血液与玻尿

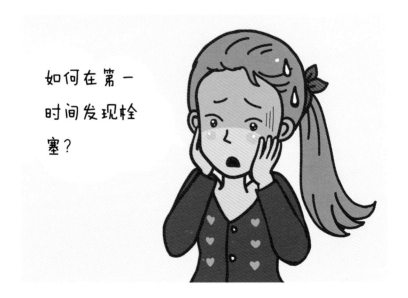

如何在第一时间发现栓塞？

酸的混合物重新被压入血管中，形成了栓塞。

血管栓塞可分为动脉性和静脉性两种。动脉栓塞往往发生较快，症状明显，表现为供应区域皮肤发白，剧痛；静脉栓塞发生较缓慢，表现为注射后24小时内皮肤颜色逐渐加深，钝痛明显。

因此，在注射中，一旦患者表现出疼痛明显和皮肤发白，要立即停止注射；或者注射后出现逐渐扩大的皮肤花斑、皮肤发黑、局部形成脓性分泌物时，就需要及时就医，以尽快对栓塞进行治疗。

45.万一栓塞，该如何处理?

注射美容需要美学、医用科学，医疗技术来保障，才能最大限度地控制风险。在注射中，一旦患者表现出疼痛明显和皮肤发白，要立即停止注射，并通过按摩缓解压力和热敷扩张血管来缓解症状。如果症状未缓解，应立即使用玻尿酸溶解酶，并且局部给予抗生素预防感染，用硝酸甘油局部湿敷扩血管等处理，同时全身用药抗感染、消肿、改善微循环等，此外，高压氧治疗也能够减少坏死面积的发生。如果出现眼部症状，应及时请眼科会诊和进行介入性溶栓治疗。

为了有效预防栓塞，注射玻尿酸，请去正规的医院，选择正确的医生，采用合格的产品!

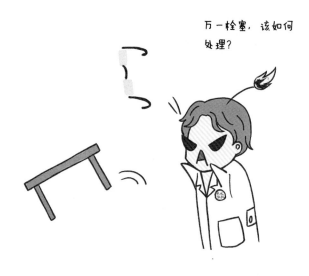

万一栓塞，该如何处理?

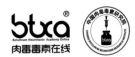

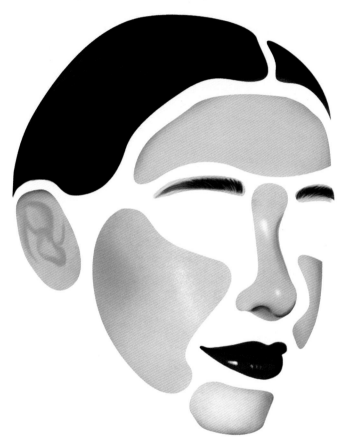

第三部分

你所不知道的胶原蛋白

1. 什么是胶原蛋白啊?

　　胶原蛋白是一种具有独特结构的蛋白质，它是由3条肽链拧成螺旋形的纤维状蛋白质，广泛存在于哺乳动物的皮肤、骨骼、肌腱、韧带、牙齿和血管中。胶原蛋白是人体内含量最丰富的蛋白质，占体内蛋白质总量的30%左右，相当于体重的6%。它是机体内重要的细胞外基质成分，是结缔组织极其重要的结构蛋白质，起着支撑器官、保护机体的功能。

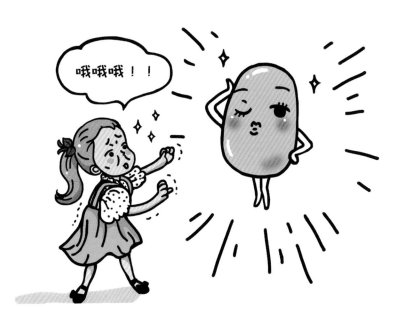

哦哦哦！！

　　胶原蛋白占皮肤干重的70%，是真皮的主要成分，胶原蛋白构成的网状结构是支撑皮肤、维持皮肤弹性的重要结构，在皮肤衰老的形成过程中起着重要的作用。随着年龄的增长，或受到紫外线、自由基的伤害，胶原蛋白合成速度远低于胶原蛋白降解速度，导致胶原蛋白流失，皮肤中胶原蛋白的老化、受损、断裂，导致真皮层网状结构疏松，进而形成凹陷，在皮肤表面就会出现皱纹和松弛，每年每单位面积皮肤的总胶原蛋白含量减少1%。据研究显示，在20岁时，胶原蛋白就开始老化、流失，25岁左右则进入流失高峰期。

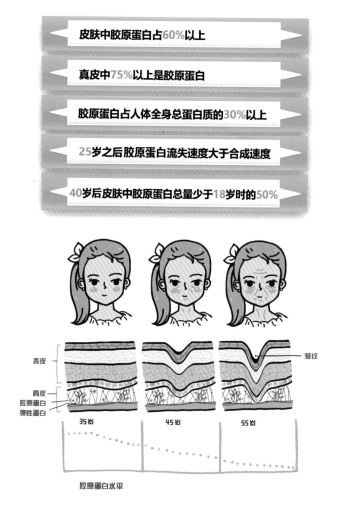

皮肤中胶原蛋白占60%以上

真皮中75%以上是胶原蛋白

胶原蛋白占人体全身总蛋白质的30%以上

25岁之后胶原蛋白流失速度大于合成速度

40岁后皮肤中胶原蛋白总量少于18岁时的50%

表皮
真皮
胶原蛋白
弹性蛋白
皱纹

35岁   45岁   55岁

胶原蛋白水平

2.肤柔美和肤丽美都是什么？它们之间有什么差别？该如何选择？

肤柔美和肤丽美是两款双美胶原蛋白注射制剂。双美胶原蛋白是由无特定病原猪（SPF）的猪皮纯化而成的Ⅰ型胶原蛋白。

肤柔美即双美Ⅰ号胶原蛋白，主要成分为Ⅰ型胶原蛋白；而肤丽美是双美Ⅰ型的Plus款，就是双美Ⅰ型的加强款，主要的成分为交联Ⅰ型胶原蛋白。

肤柔美和肤丽美的主要差别在于交联，那什么是交联呢？交联就是在胶原蛋白分子间添加交联剂以增加胶原蛋白的机械强度和对抗机体对胶原蛋白的降解。通俗地讲，交联剂就如同盖房子所用的钢筋，有了它房子才会足够牢固。

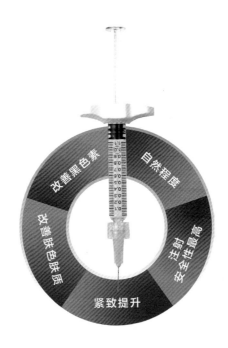

肤柔美：具有促进肌肤弹性、亮肤、紧致毛孔、白皙并诱导胶原蛋白增生及使肌肤增厚，释放氨基酸，持续营养肌肤的作用，适合日常保养，通过水光枪在真皮下浅层注射。

肤丽美：适合改善组织衰老，具有淡化黑眼圈、紧致与提升组织松弛以及修饰并塑形轮廓的作用，在深层皱纹、凹陷和松弛的部位注射胶原蛋白，并诱导胶原蛋白增生。可改善面部泪沟、太阳穴、额头、苹果肌、鼻子、下巴、眉弓、法令纹、颊部以及私密处，适合做周期保养，通过组织深层直接注射。

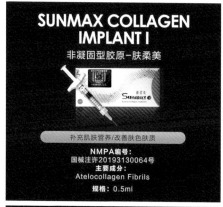

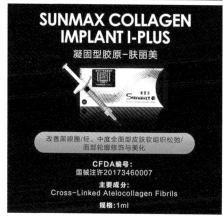

3. 胶原蛋白能完全代谢吗?

　　胶原蛋白能被特定的蛋白酶降解,即生物降解,这是胶原蛋白能作为可填充材料使用的基础。因胶原蛋白具有紧密牢固的螺旋结构,所以绝大多数蛋白酶只能切断其侧链,只有胶原酶、弹性蛋白酶等特定的蛋白酶在生理状态pH和温度条件下才能降解胶原蛋白,断裂胶原肽键。胶原的肽键一旦断裂,其螺旋结构随即被破坏而彻底水解为小分子多肽或氨基酸,小分子物质可以进入血液循环系统,被机体重新利用或代谢排出。

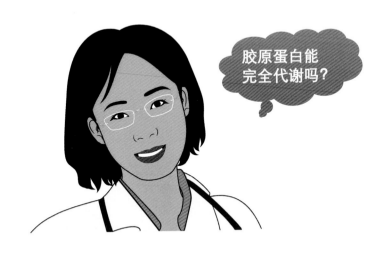

胶原蛋白能
完全代谢吗?

4.注射胶原蛋白安全吗？

注射用胶原蛋白在1981年通过FDA（Food and Drug Administration美国食品和药品管理局）认证核准作为软组织填充剂开始使用，自上市以来在面部年轻化方面具有独特的优势。目前市场上所使用的注射用胶原蛋白制剂为动物源性胶原蛋白，求美者最关心的问题就是过敏性问题。注射用胶原蛋白均为去端肽胶原蛋白，端肽是动物源性胶原蛋白区别于人胶原蛋白的主要标志，而注射用胶原蛋白利用特定的生物技术水解去除端肽氨基酸序列，使其去除免疫源性，尽可能与人胶原蛋白相同，对人体有高度相容性，并且经过多年的基础实验和临床应用证明，注射用胶原蛋白安全有效。

但是，并不是所用人都适合注射胶原蛋白，它有严格的适应证和禁忌证。注射用胶原蛋白的适应证有：改善黑眼圈、改善肤质、改善轻中度皮肤软组织松弛、修饰与美化面部轮廓。禁忌证有：有严重过敏或自身免疫性疾病者、对胶原蛋白过敏者、注射部位皮肤感染或过敏者、正在使用抗凝药物者。还有最最重要的一点就是：要选择正规的机构、正规的医生、正规的产品。

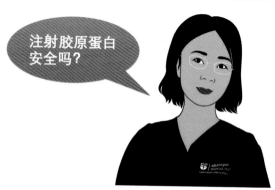

注射胶原蛋白安全吗？

5. 如何选择注射胶原蛋白的机构或者医生?

对于求美者而言，注射胶原蛋白可不是一件小事，一定要具备一双慧眼，才能让你一次变美，而非留下终身遗憾，最为重要的是选择合适的机构和医生。

第一，查看医院资质；求美者选择的必须是国家批准的合格的正规医疗机构，就是注射机构必须拥有当地卫计委颁发的"营业执照"，像是"生活美容店""美发店"等都是非法的注射机构哦。

第二，查看医生是否有合法的职业资格，在国内，医生首先必须具有国家颁发的《医师资格证》和《执业资格证》；其次，各省卫生部门可能还会规定从事医美行业的医生必须具有《医学

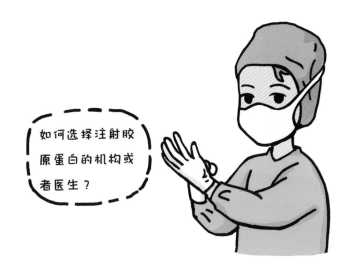

如何选择注射胶原蛋白的机构或者医生？

美容主诊医生资格证》，所以，在某圈、某博上宣传是经过某某培训班颁发证书而从事医美微整形注射的医生一定要辨其真伪，判断其是否为非法"医生"。查看注射胶原蛋白产品厂家官方认证授权的医生！

最后，观察注射医生的专业水平和审美观点。可以通过医疗机构和医生提供的求美者注射前后照片和评价来了解医生的业务水平。

最重要的是要和医生进行面诊咨询，有些求美者会提出一些不切实际的要求，如拿出照片说要变成某某明星或网红鼻子、眼睛、嘴巴，合格的医生会根据求美者的基础条件、自身的审美观点和技术水平提出专业性的意见。

6. 胶原蛋白的疗效维持时间？

　　注射胶原蛋白是补充胶原蛋白最快的方法，注射后即刻有效，到4~5周达稳定效果，一般维持8~12个月，具体维持时间要看个体差异，因患者的年龄、生活习惯和医生的注射技巧、植入深度、植入部位而有不同的效果。胶原蛋白在人体内会逐步被胶原酶所降解，在3~4个月时，可以进行补充注射，累加的胶原蛋白可使年轻化状态保持的更持久。

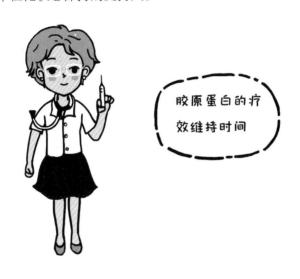

胶原蛋白的疗效维持时间

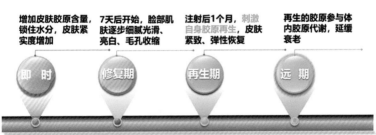

增加皮肤胶原含量，锁住水分，皮肤紧实度增加 ——— 即时

7天后开始，脸部肌肤逐步细腻光滑、亮白、毛孔收缩 ——— 修复期

注射后1个月，刺激自身胶原再生，皮肤紧致、弹性恢复 ——— 再生期

再生的胶原参与体内胶原代谢，延缓衰老 ——— 远期

增加皮肤厚度，锁住水分，营养皮肤，改善肤质

7. 注射1支胶原蛋白大概要用多少时间？

1支胶原蛋白的含量为1mL，而每一支胶原蛋白注射需要的时间也因为注射工具、注射部位、注射层次、注射方法、医生的注射习惯及求美者的疼痛耐受程度的不同而不同，一般为5~10分钟，总的原则是宁慢勿快，缓慢推注，一边注射，一边塑形。

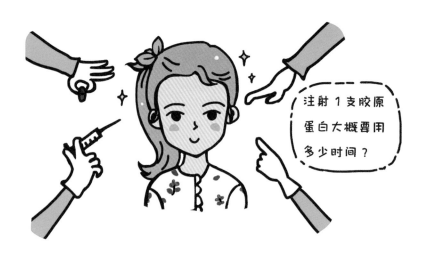

8.胶原蛋白是怎么打进去的？使用锐针好，还是钝针好？

注射用胶原蛋白是通过医用无菌注射器注射至真皮层、皮下层、肌层或骨膜层的，也可以通过水光针仪器注射至皮肤层。注射方法有：单点注射、线状注射、扇形注射和交叉注射。

注射用的针头有锐针和钝针。两者的区别从名称上就可以区分啦，锐针的尖端锋利、硬度大、药剂出口在针头尖端；而钝针的尖端圆钝、柔软有弹性、药剂出口在针头侧面。锐针注射层次精准、细小组织损伤小、操作方便，但是过于尖锐，有可能损伤血管，产生出血、瘀青甚至有将胶原蛋白注射至血管的风险，进针点多，大面积填充时难以平铺均匀。钝针圆钝不易损伤血管神经、进针点少且隐蔽、注射均匀，适合大量的平铺、扇形注射；

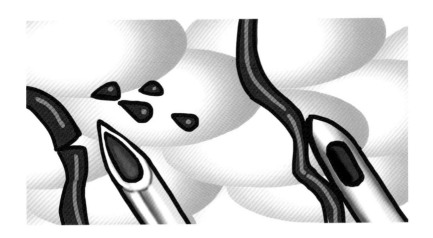

但钝针操作复杂，注射层次不容易掌控，需要有经验的医生来操作。

锐针或是钝针是要根据注射部位、注射层次和注射医生的习惯来选择。眼周注射要根据黑眼圈的类型选择锐针或钝针；颊部、下颌缘提升建议使用钝针进行皮下平铺注射，鼻唇沟处建议使用锐针进行骨膜层单点和用钝针进行皮下扇形注射相结合；而鼻部、颏部填充注射时建议使用锐针深层注射。当然不同的医生对锐针和钝针的使用习惯不同，注射针器的选择并不影响医生的注射效果。

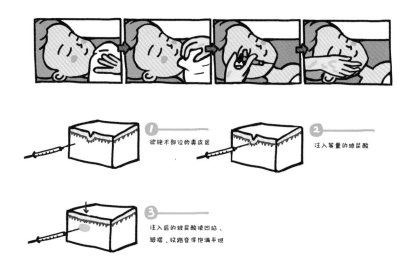

9. 夫妻宫凹陷真的会影响夫妻关系吗？把夫妻宫注射饱满就会改善夫妻关系吗？

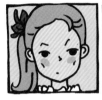

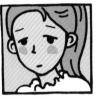

尖酸刻薄　　　　精神萎靡　　　　不好相处　　　　缺少福相

　　面相学理论认为太阳穴生得饱满的人，通常福气厚重，财运亨通，若太阳穴凹陷则表示其人运气不佳。太阳穴（夫妻宫）是否真的会影响夫妻关系，这个还没有一定的科学依据。但是把太阳穴填充饱满了，整个面部就显得青春有活力，自然产生了美感，这不就是一件很美好的事吗？

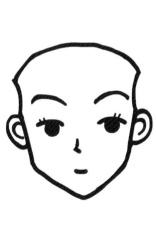
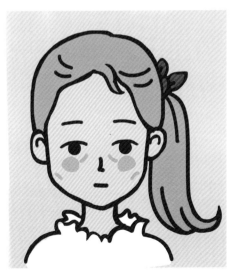

　　在生活中，太阳穴凹陷是很常见的脸形问题，有些人因为天生骨骼原因，本身就存在太阳穴凹陷的问题！有些人是随着年龄的增长，太阳穴脂肪、胶原蛋白流失，从而导致太阳穴越来越凹陷，颧骨显得越来越高，同时，颧弓下颊凹陷也越来越重，加剧了颧骨的突出，最终导致脸形上的年龄感加重。

　　解决太阳穴凹陷的最直接方法，就是将凹陷部分填充起来，脸形的线条就会变得平整、柔和，年龄感也会下降，同时改善颧弓突出的问题，人会显得柔美，而不是凶相，继而面相柔美，人见人爱，花见花开，夫妻关系自然和和美美。

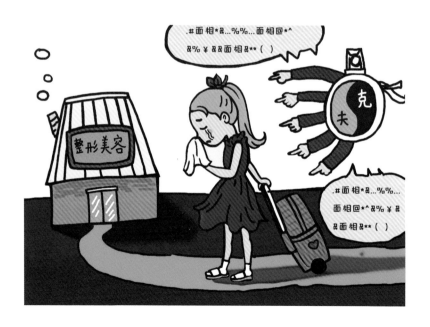

10. 一般隆鼻需要用几支胶原蛋白?

鼻子是颜值的"衡量尺",鼻子的高度是面部立体轮廓的体现,若鼻梁很塌、鼻尖很低往往会拉低颜值。随着微整形技术的发展,很多求美者会选择注射隆鼻,而胶原蛋白就是一种注射材料,注射隆鼻所需的胶原蛋白一般在1~3mL,然而,胶原蛋白的注射量是因人而异的,求美者鼻子的基础条件和要求不同,注射量自然不同。鼻子是面部五官重要的一部分,而五官整体的和谐才是美的体现,所以有些求美者追求注射量要求把鼻子注射成高高的"通天鼻",并不是真正的"美"。并且胶原蛋白会被机体吸收降解,若想要持久的效果,一般在6~12个月要再次注射。

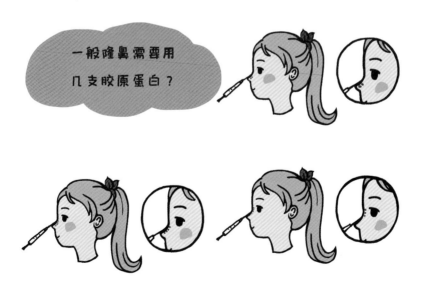

一般隆鼻需要用几支胶原蛋白?

11. 胶原蛋白隆鼻会变宽吗？

　　求美者选择注射隆鼻的原因一方面是由于不能接受隆鼻手术的创伤，另一方面是由于不想被其他人看出隆鼻的痕迹，然而，有些求美者注射隆鼻后鼻梁会慢慢变宽，变成了"阿凡达"，让求美者不能接受。我们首先要明确注射隆鼻会使鼻梁变宽的原因是过多注射玻尿酸。玻尿酸注射隆鼻后的即刻效果立竿见影，并不是所有注射玻尿酸隆鼻的求美者的鼻梁都会变宽，那在什么情况下会出现鼻子变宽的现象呢？第一种情况是注射过量的玻尿酸，玻尿酸具有亲水性，过量的玻尿酸如同海绵一样吸水膨胀，向周围扩散，并且在皮肤软组织的回缩挤压下，就变成"阿凡

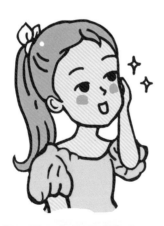

怎么样，这次我找姜院长打的鼻子，没有变宽吧！！

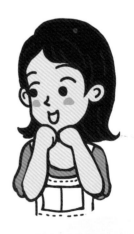

哎呀，太好看了，我也想找姜院长打鼻子

达"了。第二种情况是选取的玻尿酸塑形能力较差，支撑力差。而胶原蛋白内聚力强，胶原蛋白为网状结构，黏弹性高，支撑力强，不易产生移位和外扩，因此塑形能力强；并且，胶原蛋白的吸水能力较玻尿酸低，不容易吸水膨胀。即使胶原蛋白隆鼻有一定的优势也不能过量注射哦！

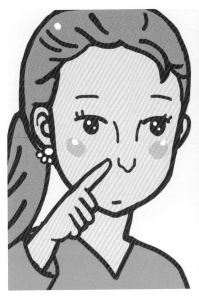
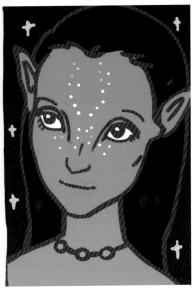

12.如何理解胶原蛋白的提升打法?

面部老化的主要的表现为：组织松垂、容量减少、轮廓改变，导致出现皱褶、凹陷、松垂等。面部一共分为5个层次，分别为：①皮肤层。②皮下组织层：包括皮下脂肪和皮下纤维韧带。③肌肉腱膜层即SMAS层。④支持韧带和间隙层。⑤骨膜层。面部老化是5个层次共同老化造成的。

胶原蛋白具有三螺旋的网状结构且有"生理胶水"之称，并且经过交联剂的加强，胶原蛋白的黏弹性高、支撑力强。胶原蛋白注射不仅可以增加面部容量，对浅层组织也有良好的支撑收缩与致密作用，并可结合面部固有韧带受力点提拉注射技术，形成向上的牵引和提拉，可有效解决面部线条下垂的问题，从而起到良好的提升作用。

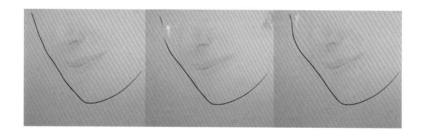

13. 今年特别流行面部埋线提升，可是我胆子小，不敢埋线，医生推荐我用胶原蛋白来提升面部，效果让我非常满意！

面部老化的治疗方法主要有：①光电：如激光、射频、超生刀等。②肉毒毒素注射。③线雕提升。④面部填充提升术：注射玻尿酸、胶原蛋白、自体脂肪。⑤面部除皱手术。

胶原蛋白平面定点支撑技术已经得到广泛应用。

具体方法为：针对颞部凹陷、颊部凹陷、鼻基底、鼻唇沟凹陷和下颌缘进行线性或点状的提升注射，具体剂量根据面部松弛以及凹陷程度来决定。但对于面部重度松垂的求美者，有可能需要联合面部埋线提升来治疗。

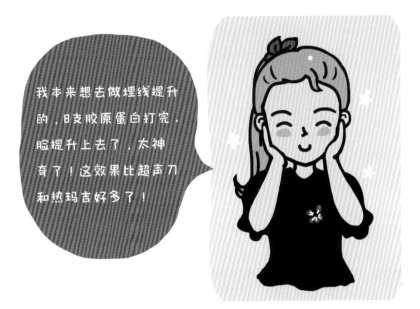

14. 我脸上打了10支胶原蛋白，脸没有变大反而变小了，"加法"怎么变成"减法"了？

从整形医生的角度来说，一张好看的脸应该具备以下3个条件：第一是拥有流畅而自然的轮廓线条。第二是面部有立体感。第三是面部的五官要对称、协调，与轮廓曲线一起营造出和谐美感。因此，在修饰面部轮廓时需要整体的调整。

首先，美的面部符合"三庭五眼"的标准，上面部、中面部、下面部距离相等，即发际缘至眉间点、眉间点到鼻底、鼻底至颏下点长度相等。其次，上面部、中面部、下面部的宽度同时也需要符合一定的标准。在求美者眼中，鹅蛋脸或是倒三

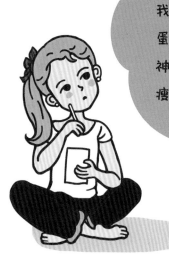

我的好朋友打了10支胶原蛋白，脸反而变小了，太神奇了，怎么办到的？比瘦脸针效果都好！

角形脸是美的象征，所以上面部、中面部、下面部的宽度比例是 0.8∶1∶0.6，即双侧颞宽、双侧颧宽和双侧下颌角的宽度的比例。

再次，面部的立体感也是美的面部的象征。饱满的额头和苹果肌，高挺的鼻子，适当突出的颏部都会使面部更为立体，在营造出和谐的美感的同时，会让面部看上去更小、更立体、更有高级感。

所以，根据以上的面部美学标准进行胶原蛋白注射来调整面部的轮廓，塑造出美的面部的同时，让面部更显小。

15. 如果使用胶原蛋白注射苹果肌，不会变成包子脸吗？为什么？

苹果肌，俗称"笑肌"，并不是真正的肌肉，而是位于眼睛下方2cm处呈倒三角形的软组织，有颧肌和颧脂肪垫组成，颧骨与上颌骨的饱满程度与形状也对苹果肌的形状起决定作用。当微笑或做面部表情时，颧部软组织因为肌肉的挤压而稍稍隆起，形成"苹果肌"。拥有饱满的苹果肌，不但可以让面部轮廓更加立体丰满，而且可以显得温柔可亲。然而，随着时间的流逝，颧部脂肪的萎缩下移和颧骨的内陷使苹果肌逐渐消失，导致凹陷，给人以衰老、难以亲近的感觉。

填充苹果肌的材料主要有：玻尿酸、胶原蛋白和自体脂肪。然而有些求美者填充苹果肌后没有变年轻，反而变成了臃肿的

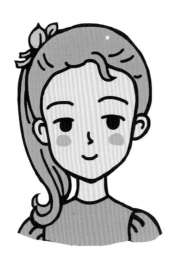
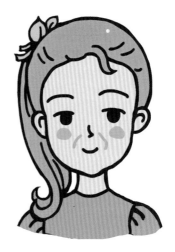

"包子脸"。这是注射后臃肿造成的。注射后引起臃肿的原因有：①肿胀，注射后初期因为创伤引起的组织水肿，一般经过3~7天可以恢复。②填充过量：注射过量的填充物引起苹果肌部位臃肿。③注射部位不正确：苹果肌外侧就是颧弓，而亚洲人种的颧弓相对较突出，若填充苹果肌时位置偏外侧，注射至颧弓表面，使面中部距离增宽，也可引起臃肿。

　　注射胶原蛋白不仅可以补充苹果肌区域的容量，而且可以诱导自身胶原蛋白增生，达到进一步的填充和紧致的作用。再者，胶原蛋白具有良好的止血特性，注射后不易引起瘀青和肿胀，恢复快。只要掌握正确的注射方法和适当的剂量，注射胶原蛋白填充苹果肌就不会变成"包子脸"。

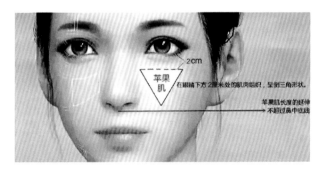

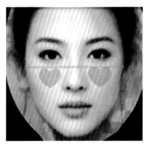

（图片来源：更美 App）

16.胶原蛋白会不会越打越多啊？

通过注射的方式可以直接补充缺失的胶原蛋白，快速拥有极好的临床效果。一方面可以补充组织容量的不足，填充凹陷；另一方面，结合面部受力点提拉注射技术，胶原蛋白形成向上的牵引和提拉，可有效解决面部线条下垂问题，从而起到良好的提升作用。与此同时，注射胶原蛋白能重建皮肤的支持结构，还能够诱导体内的成纤维细胞产生更多的自身胶原蛋白，新生的胶原蛋白可维持肌肤的弹性与紧实度，从而使肌肤保持年轻状态。

胶原蛋白在人体内会逐步被胶原酶所降解，一般可维持8~12个月，在3~6个月时，可以进行补充注射，累加的胶原蛋白使年

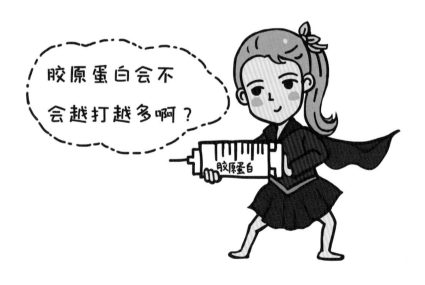

轻化状态保持得更持久。补充注射时，胶原蛋白的用量并不需要很多。但是随着时间的流逝，自然的衰老加剧，面部老化问题较突出时，胶原蛋白的注射量就需要增加，需要结合其他抗衰老手段，比如：热玛吉、超声刀和面部埋线提升。

　　注射胶原蛋白相当于加法，热玛吉、超声刀和埋线提升相当于减法，皮肤收紧了，注射用量也就减少了。所以，综合抗衰才是永葆青春、并且自然生动的首选！

17.注射完胶原蛋白以后，我笑起来眼底下多了两条虫子，这是怎么一回事？该如何解决？

　　泪沟是指由内眼角开始出现在下眼睑靠鼻侧的1条凹沟，是由于眼眶隔膜下缘的软组织萎缩下垂、泪沟韧带的牵拉、睑部和眶部皮肤及眼轮匝肌的薄厚不一而形成的。再美的眼睛由于泪沟的存在也会黯然失色。所以求美者对泪沟注射的需求越来越大。然而，泪沟区域各层次结构相对较薄，注射填充并非看似简单，实际上需要极高的注射技巧和丰富的经验，无论是深层的填充，还是浅层的修饰，注射的深度和注射剂量都有诸多的讲究，并且应该选择合适的产品。

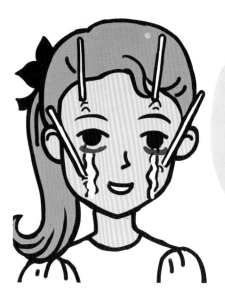

注射完胶原蛋白以后，我笑起来眼底下多了两条虫子，这是怎么一回事？该如何解决？

　　填充泪沟的注意事项：①注射层次建议是深层骨膜层，骨膜层注射较为自然和安全。②推注应缓慢，边推注边塑形，因泪沟处皮肤较薄，这样才能使填充剂均匀地平铺于泪沟凹陷处，而不形成结节。③浅层注射需注意剂量：有些求美者泪沟较深，深层注射不能完全矫正泪沟，需在浅层平铺注射以加强效果。然而，下睑处皮肤、皮下和眼轮匝肌都很薄且连接紧密，在浅层注射过多的填充剂时，填充剂很容易注射至眼轮匝肌层而形成纤维包裹聚成一团，在笑时或做表情时，在眼底形成"毛毛虫"样的团块。因为胶原蛋白没有溶解酶，而泪沟又是个非常难注射的部位，请选择有经验的注射医生，从小剂量开始注射。

18. 谁能救救我的熊猫眼？

熊猫眼对于广大的求美者来说是一个非常棘手的问题，遗传、过度疲劳、睡眠不足、日晒、药物、系统性疾病等都可导致黑眼圈。在治疗前，我们要首先明确黑眼圈的分类和形成原因，再根据其成因采取不同的治疗方法。

（1）血管型黑眼圈：由于眼睑皮肤的菲薄透明，皮下脂肪极少或缺失，其下的眼轮匝肌和内含的血管、真皮毛细血管网以及皮下明显突出的蓝色网状静脉透过皮肤而形成灰暗的外观。治疗方法有：激光、外用药物、填充治疗等。

（2）色素型黑眼圈：眼周皮肤的黑色素生成过多，往往有种族和家族遗传倾向，多呈现褐色或褐黑色，单独存在较为少

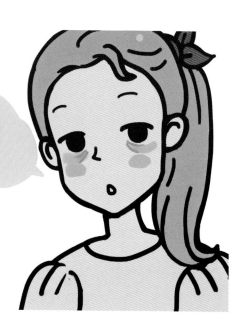

谁能救救我的熊猫眼？

见。治疗方法有：激光、果酸、化学剥脱、外用氢醌、维A酸、注射胶原蛋白等。

（3）结构型黑眼圈：眶隔脂肪疝出（睑袋）造成的阴影以及泪槽韧带的存在，颧脂肪垫下移及深层容量的减少等综合因素造成。治疗方法有：激光、填充和手术治疗。

（4）混合型黑眼圈：包含色素型、血管型以及结构型，治疗方法需联合治疗。

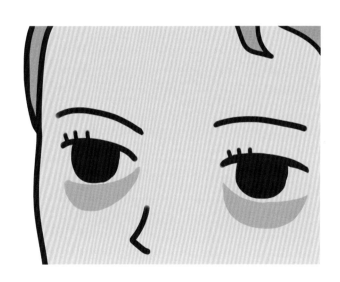

19.我曾经听信"熊猫针"可以改善黑眼圈，结果注射完了，黑眼圈更加严重了，为什么？

黑眼圈是很多女性朋友的烦恼，每个女性内心都恐惧衰老，害怕脸上出现岁月的痕迹，特别是当长时间睡眠不好，休息不足时，怕自己变成熊猫眼。

其实黑眼圈不光是休息不好才会出现的，还有很多其他因素：有的是因为先天或后天的眼轮匝肌或者脂肪肥厚，导致眼周比邻近部位的皮肤看起来深暗而量也多，所以显现出暗灰色眼；有的是因为衰老导致眼皮老化松弛，出现眼袋造成阴影，皮肤皱在一起造成外观肤色加深；也有的人是因为眼眶内下侧凹陷形成泪沟进而形成阴影；还有些是因为化妆品的色素颗粒渗透，久而久之，则呈现黑眼圈。

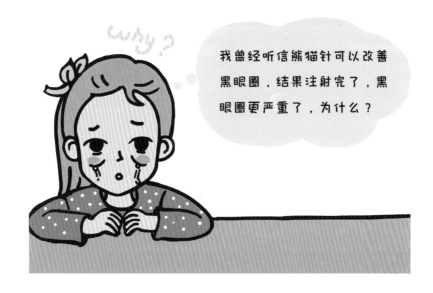

　　市面上的"熊猫针"是一款玻尿酸，目前在国内没有得到批准使用，属于违规药品，其与其他玻尿酸的差别不大，也不能防止"丁达尔"现象的发生，因而会有黑眼圈反而加深的可能性。

　　目前中国市面上有很多违规不合法的产品，而这些产品也往往出现在不合规的美容院和各种形式的"工作室"中。微整形还是要到合法的美容整形医院，才能得到安全有效的治疗。

　　对于血管性黑眼圈和结构性黑眼圈，首选的是填充胶原蛋白，所采用的是"填充+养肤"的原理，针对色素沉着和眼周凹陷等原因的黑眼圈，将结构柔软的胶原蛋白注射至骨膜层、皮下层以及血管与皮肤之间，可以让眼部皮肤白净起来，盖住黑眼圈微血管，效果就好像在皮肤内涂了遮瑕膏一样，有效改善泪沟和黑眼圈，亦可同时营养皮肤，增加肌肤保水能力、眼周紧致度。

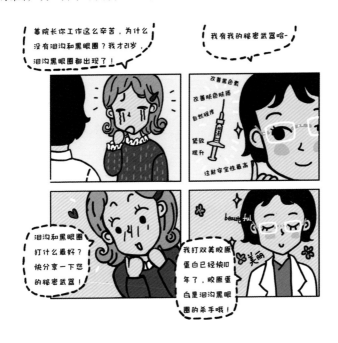

20. 为什么胶原蛋白可以改善黑眼圈?

黑眼圈的成因包括：先天遗传或后天性眼皮色素沉着增加；眼周皮肤和肌肉老化松弛、脂肪堆积，皮肤皱叠在一起造成外观上肤色加深；眼眶内下侧凹陷形成泪沟进而形成阴影；眼皮静脉血流滞留造成皮肤颜色加深；化妆品的色素颗粒渗透导致色素沉着等。

以上这些原因也有可能综合发生。

对于因容量不足、眼周衰老和睡眠不足，眼周循环差导致的黑眼圈，将胶原蛋白注射于眼周，①可以补充眼周组织的容量，改善容量不足造成的黑眼圈的视觉效果。②与此同时，在失去光泽的肌肤上，诱导胶原蛋白增生，改善细胞架构及密度，提供极佳的抗氧化与保湿功效，使肌肤重现光泽，淡化眼周细纹，达到改善黑眼圈的效果。③因为胶原蛋白为白色，可以有效遮盖血管

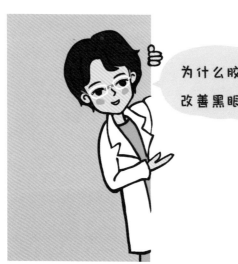

为什么胶原蛋白可以改善黑眼圈？

的深蓝色，继而改善循环性黑眼圈，但切忌在表浅部位注射，以免导致局部皮肤发白。④影响黑色素形成的关键在于酪氨酸的活性。胶原蛋白富含的氨基酸组合（如：精氨酸、苯丙氨酸、缬氨酸、丙氨酸和亮氨酸）可抑制酪氨酸的活性，从而起到抑制黑色素的作用。它可以抑制黑色素的生成，同时全面调节黑色素细胞的动态平衡，抑制其分化增殖、加速降解沉积的色斑色素，并且令其转化，达到祛斑淡化色素的功能。

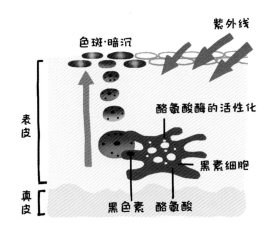

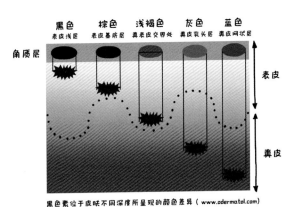

黑色素位于皮肤不同深度所呈现的颜色差异（www.odermatol.com）

21.胶原蛋白是注射泪槽沟的首选产品，为什么？

眼部皮肤较薄的人，泪沟常常会比一般人更明显。但在年轻时泪沟通常不会很明显，这是因为年轻人皮下脂肪较为丰富，皮肤也较为紧绷，因此只会有隐约的轮廓。不过，随着年龄的增长，皮下脂肪日渐萎缩，皮肤会变薄并因弹性降低而下垂且因为泪槽韧带的固定功能，下眼皮内侧的泪沟就会变得很明显。

通过注射玻尿酸、胶原蛋白和自体脂肪移植等方法都可以在一定程度上填平凹痕，但各有优缺点。

注射玻尿酸适合于皮肤弹性好且皮层厚，从皮肤表面看不到皮下血管的求美者。切记不能为了追求效果而大量注射，大量注射可能会出现"透明感""硅胶脸"等不自然的状态；且玻尿酸

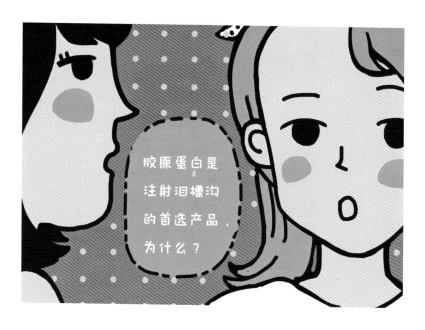

具有非常好的与水分子结合的能力，这会使得玻尿酸注射后，局部短时间内出现"水肿"的现象。

自体脂肪填充需要在自己身体的其他部位（通常为大腿或腹部）先抽取一定量的脂肪，相对来说，需要额外承受一次以上吸脂手术的痛苦。同时，脂肪在注射部位的成活率并不稳定，通常需要2~3次的反复注射，适合于较大量的填充需求；而对于眼周等精细部位，不稳定的成活率会给术后效果带来极大的不确定性。

胶原蛋白的注射不会透明，不会产生"丁达尔"现象，而且可以有效地改善黑眼圈。另外胶原蛋白的吸水性弱于玻尿酸，所以注射胶原蛋白不容易水肿，自然成为注射泪槽沟的首选产品。但一定要找好的注射医生操作，此部位的注射难度高，且胶原蛋白目前没有上市的"溶解酶"。

22.胶原蛋白可以丰唇吗? 胶原蛋白可以注射卧蚕吗?

胶原蛋白是人体内天然存在的一种重要的蛋白质。双美胶原蛋白的生物特性完全近似于人体的胶原蛋白，能够与人体结构完美融合，随着时间的流逝，胶原蛋白会逐渐被身体自然分解为小分子氨基酸，此时可以为周围组织提供充足的营养，非常的安全可靠。

但是，唇部是非常特殊柔软的部位，此处不建议使用胶原蛋白填充，可以考虑适量地进行玻尿酸填充。卧蚕可以选择注射胶

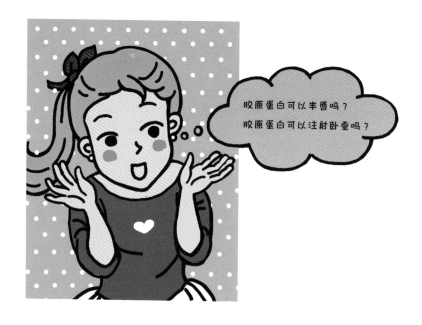

原蛋白，但是医生要精挑细选，如果医生经验不是很老练，建议选用玻尿酸注射卧蚕，毕竟万一"打残了"，还有解药"玻尿酸溶解酶"嘛。

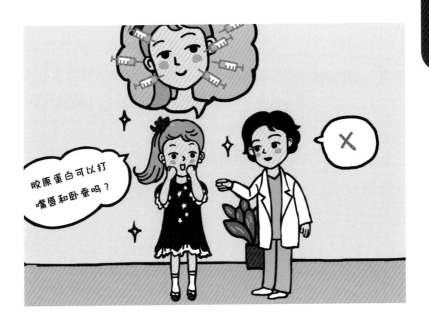

23.那个可以扎死自己的下巴太丑了，如何才能注射出自然美观适合自己的下巴？

对于不完美，我们最想要做的事情就是改善它，比如对下巴外观不满意，我们就可以通过注射胶原蛋白来调整。

注射隆颏看起来简单而快捷，只需要短短的几分钟，就能重塑一个尖翘的下巴，但从审美设计到方案制定、从注射选点到注射物塑形、从局部调整到与周围结构协调，都需要有一定的专业性与临床经验。

想要一个自然、美丽的下巴，需要结合本身五官的结构进行设计，过多的填充物并不能完全形成一个完美的下巴。需要注意与周围下颌缘的衔接，需要良好的过度下颌缘和下巴的曲线才能让下巴看上去更自然，线条更流畅。

寻求专业机构和资深医生的帮助，才能充分发挥胶原蛋白注射"安全可靠、塑形迅速、结果自然"的优势，获得一个适合自己容貌风格和气质的下巴。

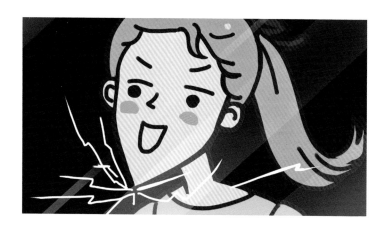

24. 我闺蜜在你这打过加了胶原蛋白的水光针，皮肤白净细腻了很多，她说水光针里面添加胶原蛋白，可以提亮肤色、增加皮肤弹性、缩小毛孔，是这样吗？

胶原蛋白是人体内的一种非常重要的蛋白质，主要存在于结缔组织中，是细胞外基质的主要组成成分。胶原蛋白具有很强的伸张能力，因此可以保持皮肤弹性。胶原蛋白的老化与流失，会导致皮肤干燥松弛，暗沉无光，加速皱纹的生成。通俗说来，胶原蛋白就是让你的脸"膨膨膨"的重要蛋白质。

通过水光注射的方式，将胶原蛋白注入真皮内，直接补充真皮层胶原蛋白的流失，唤醒自体胶原蛋白的产生，在补水的同时改善因胶原蛋白流失带来的一系列衰老表现。

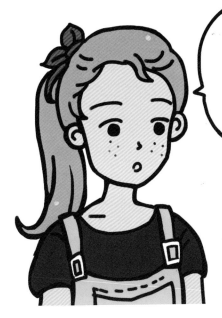

我闺蜜在你这打过胶原蛋白的水光针，皮肤白净细腻了很多，她说水光针里面添加胶原蛋白，可以提高肤色、增加皮肤弹性、缩小毛孔，是这样吗？

一方面，注射的胶原蛋白与自体合成的胶原蛋白保持最大程度的相似，通过水光针注射，使精华成分直接进入真皮层，迅速补充胶原蛋白，让肌肤水润有弹性。

另一方面，胶原蛋白水光可以激活自体胶原的再生，持久锁水支撑。胶原蛋白可促进成纤维组织生长，使弹性纤维再生、重组、修复，达到极致支撑锁水作用，改善并加速角质细胞的新陈代谢，实现紧致、缩小毛孔的效果。

胶原蛋白水光可以唤醒组织再生，加速皮肤的水动力循环及新陈代谢，恢复年轻肌肤，对抗松弛皱纹，改善暗沉粗糙，让肌肤恢复并维持于年轻有弹性的青春状态。

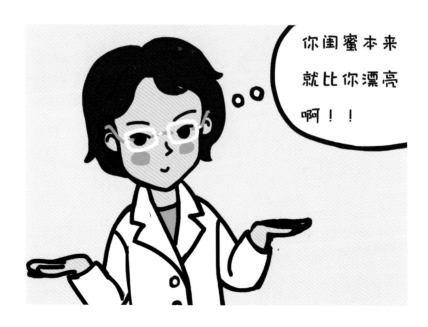

25. 胶原蛋白有没有溶解酶?

胶原蛋白是人体内天然存在的一种重要的蛋白质。胶原蛋白具有其特定的水解酶：胶原蛋白溶解酶(Collagenase)。

胶原蛋白溶解酶能在生理pH和温度条件下特异性地水解天然胶原蛋白的三维螺旋结构，而不损伤其他蛋白质和组织。按其存在的方式不同可分为人体内源性胶原酶和药用胶原酶两种。

人体内源性胶原酶是指人体内部本身所具有的胶原酶，如牙龈、触膜等上皮组织和关节滑膜、椎间盘内都不同程度地存在着这种胶原酶，它在体内胶原蛋白的分解过程中发挥着不可或缺的

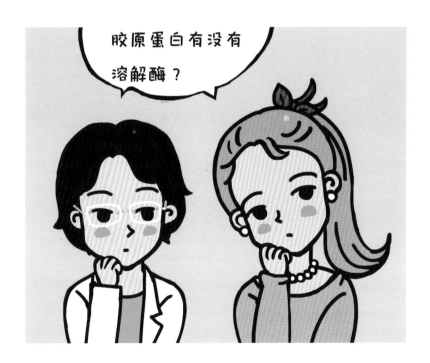

作用。

　　药用胶原酶是指利用生物制药的高科技手段从溶组织梭状芽孢杆菌的发酵液中提取、纯化并精制而得的白色或类白色无菌冻干粉针生物制剂。

　　目前市面上没有针对性的用于注射入局部以溶解体内的外来胶原蛋白的胶原酶。

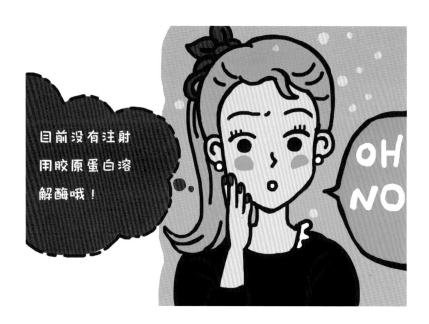

26.那万一胶原蛋白注射坏了，该怎么拯救？

首先，有严重过敏体质的求美者不可以尝试注射胶原蛋白，出现过敏反应后，可以依据其程度进行对应的抗过敏治疗。

其次，对于术后暂时的发红和肿胀，可以用适度的局部冰敷，联合使用抗过敏治疗来缓解症状。

再次，对于长期存在的不规则结节可以局部注射"曲安奈德"来治疗。

最后，注射剂量过多或注射后形态不满意，可以寻求专业医生来帮助改善。

当然，最重要的是在专业机构由专业的医生进行注射，这样才能充分发挥胶原蛋白注射"安全可靠、塑形迅速、结果自然"的优势，最大限度地避免"注射坏了"。

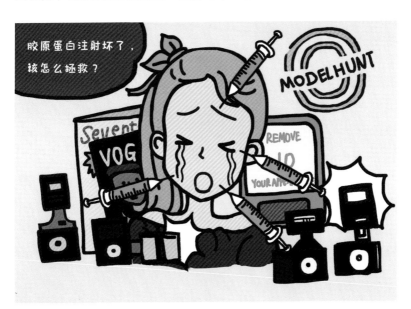

27. 很多医生都不会注射胶原蛋白，是因为注射技术很高深吗？

　　玻尿酸有解药——玻尿酸溶解酶，所以如果注射玻尿酸效果不满意，可以即刻溶解，回到原始状态。而胶原蛋白目前没有类似的注射用解药，所以需要有经验的医生来注射。从审美设计到

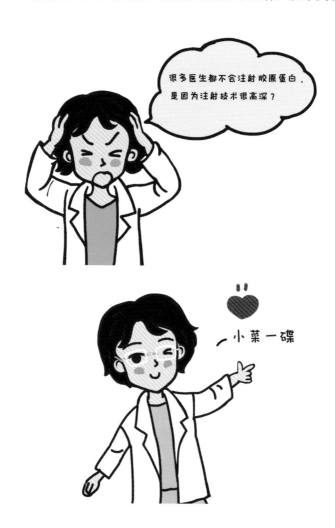

方案制定、从注射选点到注射物塑形、从局部调整到与周围结构协调，都需要有一定的专业性与临床经验，因此也就需要具有足够临床注射经验的注射医生去进行操作，一次成型，层次与剂量的把握都必须精准。

寻求专业机构和医生的帮助，才能充分发挥胶原蛋白注射"安全可靠、塑形迅速、结果自然、紧致抗衰"的优势。

想看具体注射视频的朋友，可以微信扫描下图二维码，关注作者微信公众号，大量操作视频和医美理念在此系统呈现。

28. 注射胶原蛋白的常见副反应？

注射胶原蛋白的副反应与并发症包括：

（1）过敏反应：胶原蛋白是一种蛋白质制剂，具有严重过敏或自身免疫性疾病家族史者，不适宜注射胶原蛋白来美容。常见的过敏反应症状为水肿、结节、压痛、瘙痒、红斑等，极少见炎症、溃疡及肉芽肿等反应。

（2）非炎症反应：表现为暂时的肿胀、轻微的发红、略感不适等，通常于24~48小时内消失。

（3）表皮下注射形状不规则，存在白色的胶原蛋白结节。

（4）胶原蛋白注射入血管后导致栓塞。

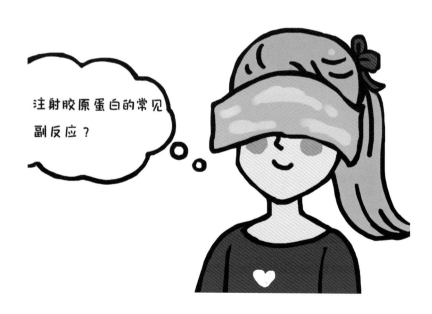

29. 哪些人不适合注射胶原蛋白？

　　胶原蛋白是一种蛋白质制剂，具有严重过敏或自身免疫性疾病家族史者，不适宜注射胶原蛋白来美容。

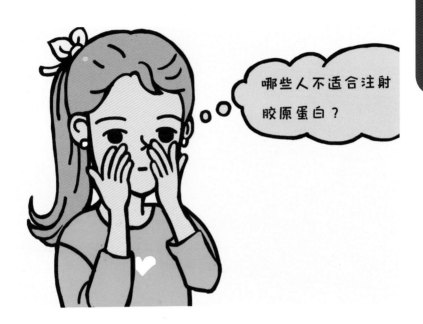

哪些人不适合注射胶原蛋白？

- 注射过不明成分填充剂的部位禁止使用。
- 患有严重过敏反应病史及多发严重过敏病史的求美者禁止使用。
- 患有自身免疫性疾病及结缔组织病患者禁止使用。
- 过敏体质者及正在使用免疫抑制剂者禁止使用。
- 患有皮肤病、炎症、感染等情况的部位及其邻近部位禁止使用。
- 利多卡因过敏者禁止使用。
- 已知对胶原蛋白过敏者禁止使用。

30.打完胶原蛋白出现瘀青了，多久会消失啊？

由于面部血运丰富，同时美容注射本身也属于有创性的操作，出现瘀青也属于正常现象，但并不是所有人都会出现瘀青。通常情况下，瘀青1周左右可以消失，具体的时间要依据瘀青的情况来定，如果不是很严重，时间还可以更短一些。

注射胶原蛋白后出现瘀青，48小时内可以局部适度冰敷，48小时后建议热敷，可外用喜疗妥，有抗炎散瘀的作用。

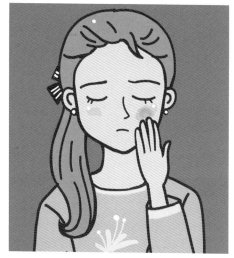

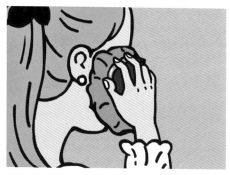

31. 打胶原蛋白疼吗？

注射美容集微创、痛苦小、见效快、恢复期短等于一身，是午餐式美容必不可少的一部分，虽然说注射美容痛苦小，但是还是有一点点疼痛的。

可以通过众多方法来减轻注射的疼痛：

（1）皮肤冷却：冷却可以提升疼痛的感受阈值，减弱神经传导并减少肌肉痉挛。

（2）注射部位浸润麻醉：在注射部位局部注射麻醉剂可以减轻整体注射治疗时的疼痛。

（3）局部涂抹麻醉剂：在注射前局部涂抹麻醉剂可以减轻注射时的疼痛。

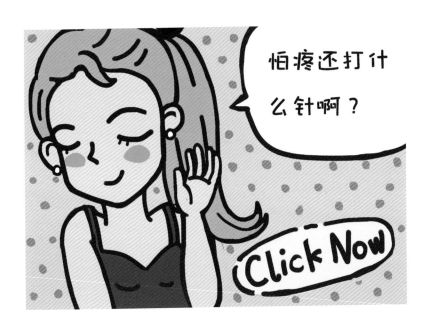

（4）更适合的针头：注射使用的针头类型会影响疼痛感的大小，针头越细，刺透皮肤时产生的痛就越小。

（5）向注射剂内添加局部麻醉剂：在美容注射剂中加入极少量利多卡因可以降低注射时的疼痛感。

（6）神经阻滞麻醉：可对面部神经控制范围进行神经阻滞麻醉，之后进行无痛注射美容。

另外，注射越熟练的医生注射疼痛感越小。

32. 打完胶原蛋白之后多久可以洗脸化妆啊?

注射胶原蛋白时会有注射针孔，为避免感染，在注射后4小时内不可以沾水；第2天可以轻柔洗脸，但仍需避免搓揉；第3天可以正常洗脸与化妆，但需避免用力揉擦，避免使用有刺激性的护肤品和化妆品。

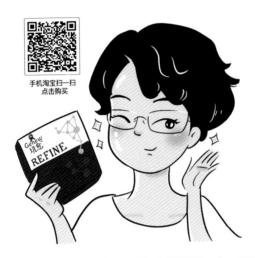

手机淘宝扫一扫
点击购买

注射后1周内请使用"械"字号无菌面膜，如"玑愈"。

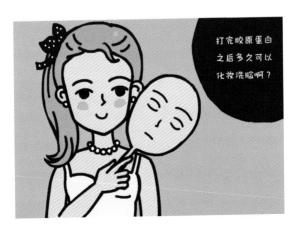

打完胶原蛋白
之后多久可以
化妆洗脸啊？

33. 我来例假了，可以注射胶原蛋白吗？

例假期间是不建议进行胶原蛋白注射治疗的。

一方面，例假期间内分泌处于紊乱的阶段，皮肤的耐受性较差而敏感性较高，容易引起注射反应和注射物的过敏反应，另一方面，且例假期间凝血功能稍差，容易出现瘀青现象。

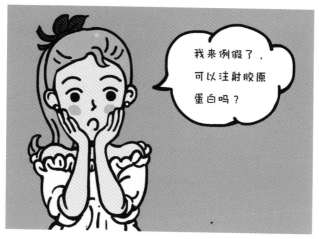

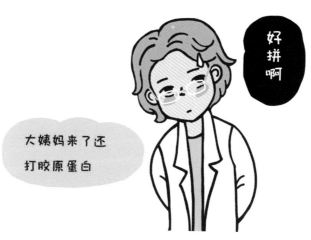

34. 多次注射胶原蛋白会产生依赖性吗？一旦不注射了，我会不会变得更老？

　　胶原蛋白是人体组织结构的主要成分之一，也是人体内含量最多的一种蛋白质，占人体蛋白质总量的25%~33%，相当于人体体重的6%，它遍及全身的各个组织器官，如：皮肤、骨骼、软骨、韧带、角膜、各种内膜、筋膜等，是维持皮肤与组织器官形态、结构的主要成分，也是修复各种损伤组织的重要原材物质。

　　胶原蛋白在人体皮肤中具备非常重要的作用，它有良好的支撑力，就像撑起皮肤组织的钢筋架构一样，能让皮肤看起来丰润饱满。可是，伴随人体的衰老，自体的胶原蛋白流失速度加快，

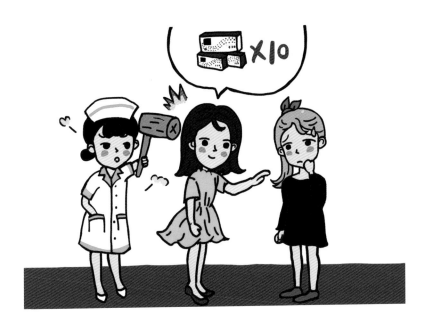

供给不及耗损，再加之紫外线照射和体内的氧化作用，都可能破坏胶原蛋白的结构，使其失去原有弹性，这就是出现皱纹和脸部皮肤松弛的原因。

胶原蛋白是维持身体正常活动所不可缺少的重要成分。通过注射的方式可以直接补充缺失的胶原蛋白，快速拥有极好的效果。虽然胶原蛋白本身不具有客观的依赖性，但由于自然的衰老并不会停止，不再注射后，随着胶原蛋白的逐渐分解吸收，其效果也逐渐不能得以维持。因此，爱美者主观上会选择持续注射，以补充胶原蛋白来对抗岁月对容颜的侵蚀。

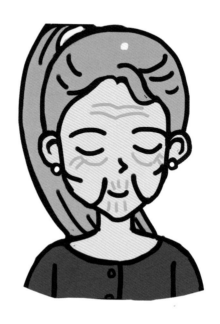

35. 准备怀孕了，可以注射胶原蛋白吗?

与例假期相似，备孕期也是不建议进行胶原蛋白注射治疗的。

一方面，胶原蛋白是蛋白制剂，注射后可能会出现注射反应及对注射物的过敏反应，这些对备孕可能具有尚不明确的风险。

另一方面，备孕期间需要进行内分泌等方面的调理，可能伴有情绪不稳，可能会疏于注射治疗后对于注射部位的维护，进而影响注射效果。

因此，不建议在备孕期间进行注射美容治疗，需等待妊娠期过后再行考虑。如有非常特殊的情况，要与医生充分地沟通，根据求美者自身的具体情况和皮肤状况做出一个合理的方案，然后进行调整与治疗。

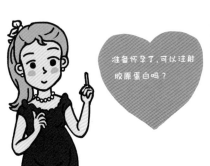

准备怀孕了,可以注射胶原蛋白吗?

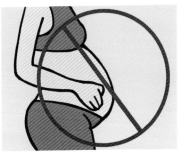

36.感冒了，可以注射胶原蛋白吗?

胶原蛋白注射治疗以见效快、安全性高受到爱美人士的喜爱，可是感冒时并不适合进行胶原蛋白注射。

一方面，感冒会激发人体应激性的炎症反应，此时的免疫系统处于较为活跃的状态，容易引起注射反应和注射物的过敏反应。

另一方面，感冒常伴感染，而胶原蛋白制剂对于感染病原来说也是非常好的营养物质，局部的胶原蛋白注射后，感染病原有迁移至注射部位的风险。

因此，并不建议求美者在感冒时进行胶原蛋白注射，需等待感冒痊愈之后再行考虑。

同样的，有过敏症状、风湿免疫疾病、感染病灶的人群也不适宜进行胶原蛋白注射。

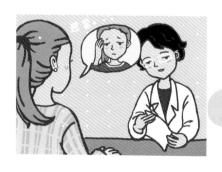

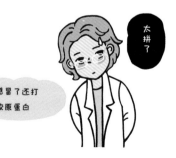

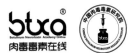

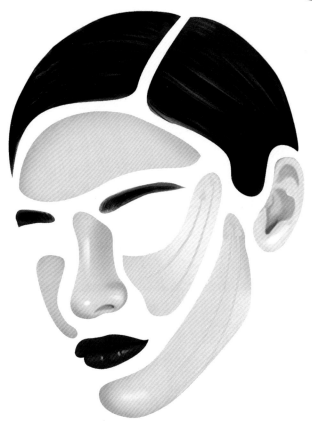

第四部分

只有线雕可以

1. 线雕用的线真的是"蛋白质"做的蛋白线吗？

线雕术在当下的生活中十分流行，它既可以快速地满足客户需求，又能在极短的时间内消除肿胀，恢复正常的工作生活。线雕所需的线材被称为蛋白线，但事实上蛋白线并非是单纯的由蛋白质所合成的。线雕所用的线之所以被称作是蛋白线，是因为这种线材可以刺激胶原蛋白新生来达到皮肤紧实的目的。为什么那么多人会以为埋线就是埋"蛋白线"呢？因为蛋白能吸收，而求美者缺的也是胶原蛋白，所以大家在认识上容易混淆，这是商业化的结果。

这就如同四川名菜"鱼香肉丝"，其实根本没有"鱼"在里面，只有与鱼相似的味道，但是这一名字已叫了不下百年，早已

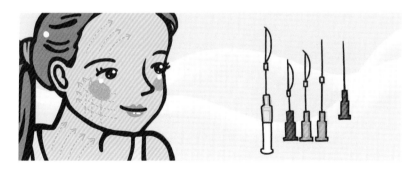

是约定俗成的，再改口反而又让人不习惯了。与此同理，笔者在临床与求美者沟通时，也是将可吸收线称为"蛋白线"的，倒并不是有意忽悠。可吸收线的特点是见效快，若使用锯齿线，术后即刻就有明显的提升效果。

2.线材都分什么材质？不同的材质有什么差别？该如何选择？

一般线雕术中用到的材料是PDO/PPDO(聚对二氧环己酮)PA6（聚酰胺聚合物）和PGLA（聚乙丙交酯）3种线雕材料。这3种材料各有优点，下面我们就来看看哪种材料比较好。

线雕用PDO/PPDO线

成分及特点：全名是聚对二氧环己酮，是一种可百分之百吸收的胶原蛋白线，副作用小、安全性高，目前临床应用最广泛。PDO线与PPDO线本质上的材料是一样的。可分为平滑线、螺旋线和锯齿线三大类，其中锯齿线又有单向锯齿、双向锯齿、交叉锯齿、360°立体锯齿等多种型号，每种线都各有其用途。

维持时间：PDO线的吸收时间约为8~12个月，最后线材会在体内完全分解成CO_2和水。因线材的具体形状和加工工艺以及操作医生技术等差异，临床效果维持1~2年。

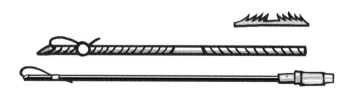

线雕用PA6线

成分及特点：PA6线的主要成分是聚酰胺聚合物，PA6的线材已用于人体组织长达半个世纪。

维持时间：PLLA线的吸收速度慢，24~36个月被人体完全吸收。理论上用PA6线做线雕能维持3年之久，属于"长效线"。

线雕用PGLA线

成分及特点：PGLA线是聚乙丙交酯，同样是手术用的可吸收缝合线，降解产物为CO_2和水，不过在线雕术当中没有PDO线普及，使用率不高，PGLA线与其他种类的线一样分为平滑线、螺旋线、锯齿线三大类。

维持时间：一般没有PDO线持久，半年之后被皮肤吸收，之后临床效果尚能维持一段时间，约8个月后效果消失。

3. 喜欢深入研究的小伙伴们和同行们可以探讨一下这个问题：PA6这种长效线到底有什么独到之处？神秘的"裂式降解"和"内聚式降解"又是什么鬼？

成分特点：

PA6聚合物线的主要成分是聚酰胺聚合物，PA6线材已经用于人体组织长达半个世纪。PA6线具有更好的柔韧性、更高的抗张强度及更长的吸收期。

降解方式：

PA6线在体内的降解方式由传统的"裂式降解"升级为"内聚式降解"（如图所示），大大延长了线雕的维持时间。

(1) 传统断裂式降解 Traditional suture thread degradation

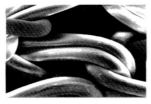 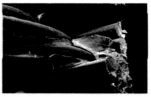

(2) 内聚式降解 Cohesion degradation （多孔网状式分解）-新型PA6降解方式

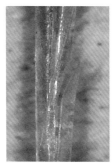 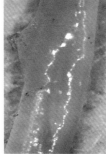 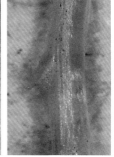

代表品牌：

　　PA6线在国内代表品牌为童龄线。童龄线专家团队经多年临床，独创专利双心拉提技术，完美呈现面部提拉效果。

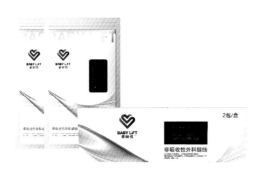

维持时间：

　　PA6材质童龄线在聚合的过程当中，透过特殊的分子结构重组技术，让Polyamide进行了弹性扭转，赋予更好的生物兼容性以及纤维弹性，通过特殊的制成方式与切割方式使其具有非常强的拉力特点，同时抗强度达1~2年，并让童龄线在24-36个月能被人体完全吸收。

　　童龄线360°双向螺旋倒刺线，细节图：

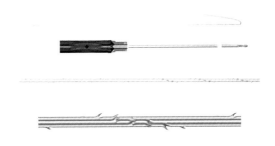

4.线材的形状也各种各样，科普一下吧。

理论上线的种类只分为2种，一种是带齿的，一种是平滑的。但线材的形状却是多种多样的。

（1）平滑线：顾名思义这种线材表面很光滑。它主要作用于真皮层与皮下组织，利用线材刺激胶原蛋白新生来达到紧实的目的，植入到脂肪层则可以消脂。

（2）凹凸线：通过激光在单丝光滑线上切割出"城垛"样的凹槽制成。与平滑线相比，其对组织的刺激性更强。凹凸线不但可以溶脂，还能起到软组织容量提升的作用。

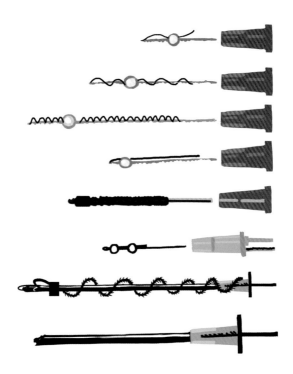

（3）螺旋线：将光滑线盘绕在针头上形成的"弹簧"样结构。一根在盘绕状态只有2cm的螺旋线，在完全伸展状态下可以长达10cm。它主要用于刺激骨膜生长，改善骨性支撑，也可以用于软组织的容量提升。

（4）倒钩线：这种线材表面有鱼钩样的结构。它主要作用于皮下组织及筋膜层，利用线材表面的倒钩将皮肤拉紧，术后即刻产生拉紧效果。

（5）单向锯齿线：这种线材表面只有朝向一个方向的小齿。它一般埋置在皮下层，一端固定在颞深筋膜上，往往此种线需要打结固定提升软组织，从而增强下面部的提升效果。

（6）双向锯齿线：这种线材有彼此相向的锯齿，都朝向线的中央。它一般埋置在皮下浅层，由于其具有双向倒刺，所以一端起到固定的作用，另一端起到提升的作用。使用该种线材治疗后的即刻效果非常好。

（7）360°螺旋式倒刺线：特殊的设计技术，采用360°都无死角全方位组织抓取，让张力更平均地分配在线体上，效果更自然且固定强度和抗张强度都远远大于其他设计，代表品牌有秘特埋植线和童龄线。

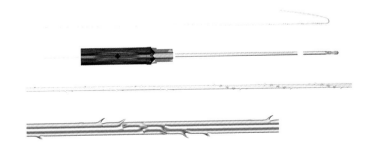

（8）鱼骨线：鱼骨线是新一代压制成型工艺，拥有更高的提拉强度，张力相当于膝关节跳跃时的强度，不必担心缝线滑动，术后可尽展笑颜，表情更自然。与其他线相比，可以称之为"提拉王线"。鱼骨线有以下特点：

a. 采用全新压制成型工艺，拥有更高提拉强度和支撑时间。

b. 采用对称钝缘倒刺设计，采用一气呵成的开模制作，主轴完整倒钩，倒钩根根分明，可连续缝合不需要打结，更加省时省力，大大强化了线材的拉力与张力。提拉损伤更小，术后疼痛更少。

c. Plus$^+$全球抗菌专利，可有效防止感染和肿胀。

d. 仿生学套管针和良好密闭性铝箔，保障求美者的安全。

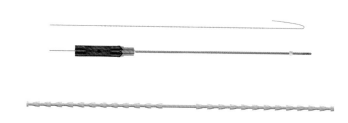

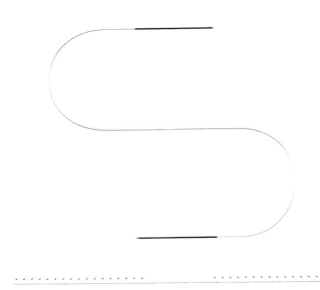

（9）私密双针线材：PA6童龄私密线，具有长效、持久、超强性能，弹性及拉伸牵引力较强，有良好的组织耐受性。聚酰胺私密收紧线具有双向聚拢倒刺，用于缩小阴道下1/3段和修复会阴体，改进女性生殖器外观和功能性，也可以改善女性尿失禁和外阴形态不佳等问题。双针设计原理简单易操作，手术为局麻，时间短，创伤小，恢复期短，维持时间长。

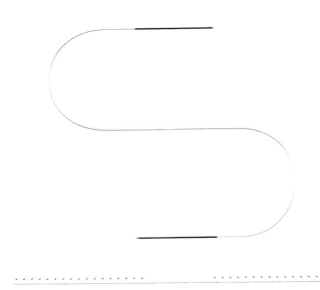

5.讲完线的材质与形状，您晕吗？您心里肯定问：为什么搞这么多名堂，太晕了！这让我们求美者怎么选择啊？

设计出这么多线，其实是因为每种线作用在不同的部位可以达到不同的效果，

比如说：

（1）平滑细线，用于皮下浅层可以收紧皮肤，改善肤色，用于脂肪层可以有缩脂的效果。

（2）倒刺长线，（约10cm长），用于面颊下颌缘的大提拉。

（3）倒刺中长线（约6cm），用于提眉、提眼角、提苹果肌等。

（4）螺旋倒刺线（约10cm）用于体雕吊"肉"，效果好。

（5）尖针线，更易掌握埋的层次。

（6）钝针线，可有效减少瘀青率。

存在就是有道理的，每种线都有其不可替代的作用。

妹子们做线雕的时候，要与医师多多交流，告诉医生你期待的线雕效果，让医生帮您选择适合自己的线雕材料。

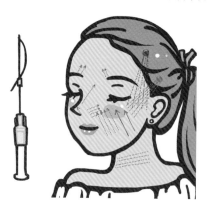

6.市面上有那么多线材品牌，选择困难啊……

目前我国合法的线材及其所含主要成分如下：

（1）韩式生科的秘特面部埋植线：聚对二氧环己酮（PDO）。

（2）美迪塑：聚对二氧环己酮（PDO）。

（3）优雅斯：聚对二氧环己酮（PPDO）。

（4）强生线：聚对二氧环己酮（PPDO）。

（5）Quill提拉线：聚对二氧环己酮（PPDO）。

（6）悦升线：PLA-CL，聚乳酸己内脂。

（7）童龄线：PA6聚酰胺聚合物

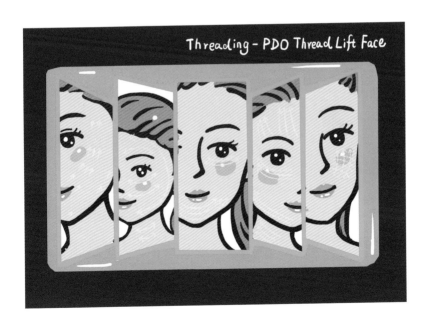

目前，在我国的美容市场上，线材品种繁多，让人眼花缭乱。作为消费者该如何选择呢？最简单的方法就是选择有合法资质的线材。合法有证的线材是我国相关职能部门按照相关法律规定，通过多次的动物实验、临床试验，确定线材的相关指标都达到了相关规定的要求，从而确保植入人体后的安全性。没证的线材是指没有经过我国相关部门批准的产品，对人体有潜在的风险。奉劝消费者擦亮眼睛，以免受到不必要的伤害。

7.我想跟大家讲一个线材技术，这非常重要，这个与线材是否容易"脱钩"有关，希望您能仔细阅读，看懂了， 相信会对您有很大帮助。那么，什么是"切割线"？什么是"压印线"？这两者哪一种更好？

我们先来看一下什么是"切割线"？您见过烤香肠吗？对！这就是切割式的锯齿！切割线会损伤原材料，使线受力部分变小，从而降低拉力和固定力。并且锯齿又薄又脆弱，所以插入时可能会导致锯齿和线体之间产生裂缝或造成锯齿"滑脱"的现象。并且切割线又薄、又脆弱，吸收快易变形，如果过度翻转可能会导致末端刺痛皮肤等缺点。

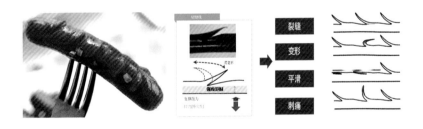

那什么是"压印线"呢？我们以"秘特®埋植线"为例来讲解。秘特®埋植线采用独特的360°压印制作方式，直接对原材料施加压力，一体形成线材和锯齿。所以原材料不会被损伤，物理受力范围广大，支撑皮肤组织的力量好，拉力很强。而且锯齿的维持时间也较长，施展其强大固定力的同时，没有因锯齿脆弱而发生的副作用。这就是压印线与切割线最大的不同。

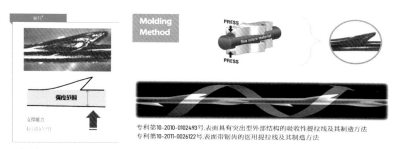

专利第10-2010-0102493号.表面具有突出型外部结构的吸收性提拉线及其制造方法
专利第10-2011-0026122号.表面带锯齿的医用提拉线及其制造方法

(专利号：Act CPCTP11-0007)

秘特®线采用直径0.4mm的USP尺寸(1-0)

→ **强大的拉力**

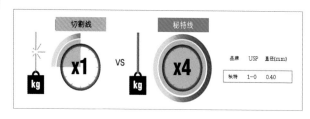

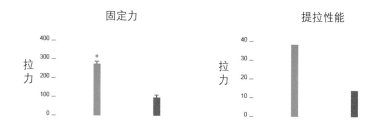

如果以上内容您看懂了，也就自然明白为什么我喜欢"压印线"了。一体性压印成型的线材，提升力量更强，不易"脱钩"，稳固性更好，持续时间更久，提拉效果明显。

8. 让我们来揭开秘特®埋植线的神秘面纱，了解它的独特魅力吧！

秘特®埋植线是一款获得世界认证的知名韩国线雕产品，在中国以"面部埋植线"获得CFDA认证；在韩国、巴西、印度尼西亚、哈萨克斯坦、巴拿马及南美等国家，秘特®埋植线以"面部组织固定用线"获得认证，同时还取得美国FDA 510(K)、欧洲CE认证等。

更引人注目的是，秘特®埋植线还拥有全世界10多个国家的专利。正是因为其独有的技术和安全性获得人们的认可，国际品牌秘特®应时而生。在全世界50多个国家进行销售，并且带来两种具有代表性的专利技术。

（1）压印制造方式:并非切割制造方式，而是采用压印制造方式，锯齿和线体融为一体，可强效固定皮肤组织，有效改善皱纹。

（2）360° 3D螺旋形锯齿：可实现以360° 螺旋锯齿的3D立体表面，插入弯曲的面部，全方位固定组织，可以打造出更好的效果。

已经通过临床试验验证的可靠的安全性

秘特®埋植线是一款具有高度安全性的产品，已经通过人体安全有效性的临床试验，特别是大部分患者对皱纹及皮肤改善效果都表示满意。并且，秘特®还获得中国食品药品监督管理局的

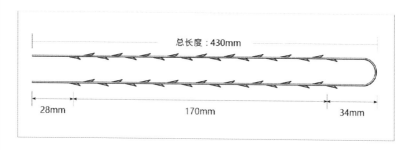

总长度：430mm

28mm　　　　170mm　　　　34mm

"面部埋植线"许可。只有被批准为"面部埋植线"的产品才能用于美容，而我们熟知的缝合线产品并不能用于改善皱纹等作用。而且秘特®埋植线使用PDO（polydioxanone）材质为原材料，具有良好的生物相容性。其在人体内能够安全降解至完全吸收，一般手术后6~8个月开始降解。线体刺激皮肤组织，促进皮肤胶原蛋白再生，所以能维持1年以上的效果（注：按不同皮肤条件及环境可能会有不同的结果产生）。

代表产品

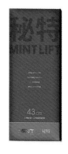

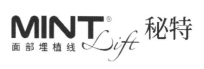

参考文献

1. Hyun Ho Han, Jin Min Kim, Combined, Minimally, Invasive, Thread-based Facelift. *Archives of Aesthetic Plastic Surgery*，2014;20(3):160-164.

2. Woon Il Back, Woo Seob Kim, Joon Kyuk Suh. Lower Facial Rejuvenation Using Absorbable Casting *Barbed Thread. Dermatologic Surgery*，2017;43(6):884-887.

3. Smira Yarak, Juliano Augusto Ribeiro de Carvalho. Facial Rejuvenation with Absorbable and Barbed Thread Lift: Case Series with Mint Lift. *Journal of Clinical & Experimantal Dermatology Research*，2017;8(5).

4. Internal Data from Hansbiomed:*Korea, USA, Japan, China, Brazil, Germany, Spain, France, UK, Turkey, Italy, etx.*

9. 埋线安全吗?

我想说这个问题问得好！风险，当然是有的。因为面部有着丰富的神经血管，各种结构精细复杂，要是受到损伤，很有可能会破坏局部血供，从而导致较严重的后果。要是埋的部位不对，埋错肌肉层会影响表情动作，这一点也不夸张，微微一动脸就会疼，埋进血管就会造成血肿问题，会变成猪头的；埋进神经也会带来疼痛。所以从医学的角度说，再小的手术都会有创伤，有创伤就会有风险，而且非正规机构所致的事故较多。

选择正规的医疗美容医院，求助于行业内资深的医生进行操作，能够有效地规避副反应的发生。

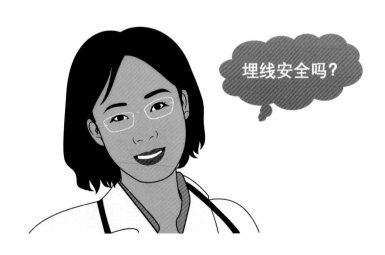

埋线安全吗？

10. 如何选择埋线的机构或者医生？

首先，要选择正规的医院。这样的医院一般都会使用有资质的线材，医师也是持证上岗，安全系数较高，即使发生不满意或纠纷的事情，求美者维权也很容易。其次，要看这家医院在线材美容方面做出的业绩怎么样、口碑好不好。

最重要的是在选择医师。可以操作埋线的合法医生来自两个科室：整形外科和皮肤科，他们各自的侧重点会有不同。整形外科医生相对来说熟悉解剖，但由于他们多为男性，细致度和同理心会略有欠缺，与整形医生沟通时要更详细地表达自己的诉求。皮肤科医生更关注皮肤问题，在埋线提升的同时还能尽可能地改善肤质，减少皮肤创伤。由于皮肤科女医生居多，相对男医生而言，更加细致和具有同理心，与求美者更容易沟通。

整形外科医生与皮肤科医生没有谁更好，只有选择合适自己的医生，才是最正确的选择。

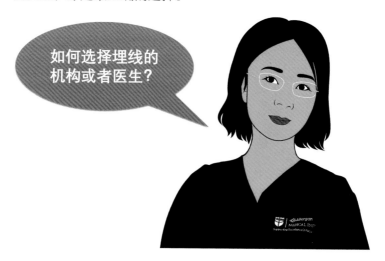

如何选择埋线的
机构或者医生？

11. 全面部埋线提升大概要用多少操作时间？埋线隆鼻大概需要多少时间？

　　全面部埋线提升的实际手术时间在30~60分钟，加上术前敷麻药及术后冰敷，整个治疗在2小时左右可以完成。

　　埋线隆鼻的大概时间为15~30分钟，可以局部注射麻药减轻疼痛，术后几乎没有红肿，可立即恢复正常生活。

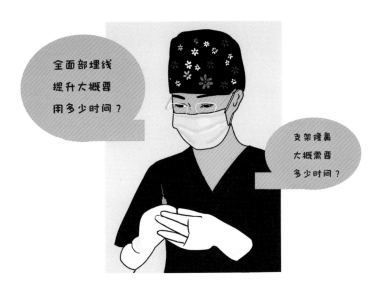

12. 全面部埋线提升的疗效能维持多长时间？支架隆鼻的疗效能维持多长时间？

常用的PDO线全面部埋线提升1个月后，浅层的线就可以起到一定的包裹、提拉作用，大概3个月左右的时候力量更强一些，在180天左右开始降解，1年左右可以全部代谢吸收掉，没有丝毫的残留。所以一般一次埋线可以维持1.5~2年，建议做完后1年可以进行"查漏补缺"，在某些部位轻度加几根线，让效果维持得更好。

支架隆鼻的维持时间因个人的吸收情况不同而有所差异，一般是1~2年。在完全吸收后，替代的自体新生支架会持续发生作用，维持鼻部的形态，临床效果约2年。

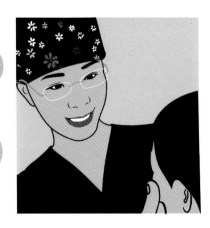

全面部埋线提升大概要用多少时间？

支架隆鼻大概需要多少时间？

13. 那么长的线是怎么"埋"进去的？痛吗？

　　面部埋线提升是一种微创手术，通过皮肤上针孔大小的伤口，利用锐性或者钝性的导针将线材埋植于不同的层次，起到提拉的作用。这些小的针孔会在术后1~2小时自然结痂愈合。

　　进行任何的有创操作都会有疼痛的感觉。疼痛会给求美者带来紧张感，增加术中出血、术后肿胀的机会，因此不管是埋植哪种线材，我们都会给求美者进行表面麻醉；埋植比较粗的倒刺线，还要在进针处局部注射局麻药以减轻疼痛不适感。对于痛感特别敏感的患者或自己有要求的受术者，可以使用局部麻醉来提高舒适感。麻醉后，操作起来就没有痛感了。

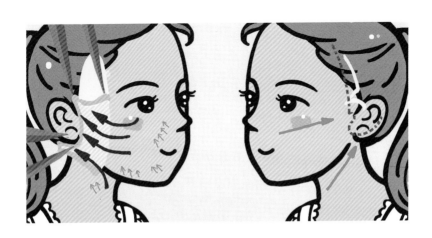

14.面部提升除了埋线，还有其他方法吗？

面部提升除了通过埋线，还有以下几种方法：

（1）填充方式：面部填充，如应用玻尿酸、脂肪、自体血清和肉毒素等填充。

（2）消融方式：溶脂针、光纤溶脂等。

（3）仪器方式：超声刀、热玛吉、射频、黄金微针等。

（4）软组织错位：微创提升、内镜除皱、小切口除皱、传统拉皮术等。

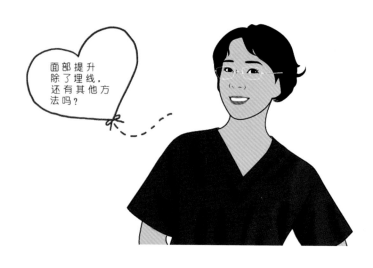

面部提升除了埋线，还有其他方法吗？

15. 我才30岁，需要埋线吗？

很多人认为埋线是抗衰老项目，35岁以后再做都来得及。一般来讲，线雕的最好年龄区间是35~50岁。但由于个体差异和体质、生活方式的不同，差异很大。比如20岁的时候，如果你有肌肤松弛的问题，就可以利用埋线来解决。还有，要想通过线雕改变脸形，不受年龄限制，只要成年就可以了。

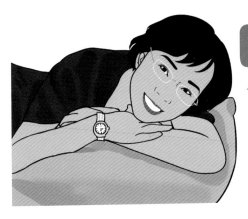

才30岁，就需要埋线吗？

16. 超声刀、热玛吉、埋线，我预算有限，只能选一个，到底哪种治疗最适合我啊?

埋线提升偏重于定向提拉，有紧致提升的作用。埋线提拉技术是用手法或器械，将不同规格、不同材料的可吸收线埋在真皮层或者皮下，起到即时提拉的作用和后期刺激胶原再生的作用。埋线之前，医师会做术前设计，哪里下垂就拉哪里，它起到的是定向提拉作用。

超声刀属于聚焦超声技术，在真皮深层4.5mm和浅层3mm打出一排排胶原新生点。轻微的损伤促进胶原新生。而表皮又无创，效果较缓慢，在治疗结束后激发胶原再生，治疗3~6个月时效果逐渐明显，面部肌肤整体收紧，效果不如埋线明显。

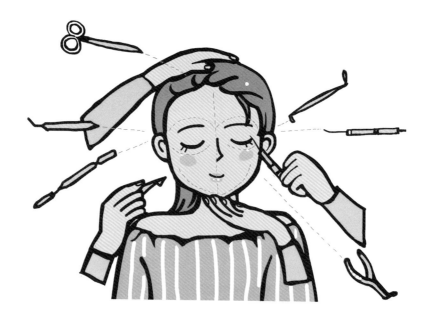

热玛吉是利用射频技术在皮下激活胶原蛋白新生，对紧致也有帮助，效果类似超声刀。

超声刀和热玛吉在无创条件下能达到的紧致抗衰效果还是被认可的。而明显有皮肤松弛下垂的人群，如果对自己需要改善的要求很高，可能会有些失望。

那么这3种方法哪个效果好呢？答案是没有哪个项目是完美的，只有适合不适合的说法。早期状态好的时候可以做无创的超声刀、热玛吉来保持；皮肤松弛下垂明显的时候建议应用复合埋线提拉法。总的来说超声刀是整体的抗衰老、抗皱方法，但想要达到小V脸，还是得做埋线提拉。简单来说就是哪里下垂拉哪里，它起到的是定向提拉作用，比超声刀更有针对性。

17. 我的全脸埋线提升怎么才维持了不到半年?

五个重点要考虑的因素:

（1）线材的材质。

（2）医生的手法。

（3）线材的植入数量。

（4）求美者本身的状态。

（5）求美者的生活习惯及术后保养。

我们先来聊聊线材的材质。现在的线雕提拉，大家已经意识到，不是扎几根线这么简单了！平滑线效果只能维持3~6个月，倒钩线效果能维持约1年左右，360°立体倒刺线和鱼骨线效果约2年，如果想要更长久的效果就要选择慢吸收的"童龄线"了。线材一边刺激周围的胶原蛋白再生，一边被人体逐渐降解，线材吸收的慢，胶原蛋白再生量也会更多一些，再生的胶原蛋白包绕植入的线材，就像藤蔓缠绕一样，逐渐越来越坚韧，最后逐渐形成体内需要的"假性韧带"，增加支持力度形成"藤蔓效应"，让因为衰老造

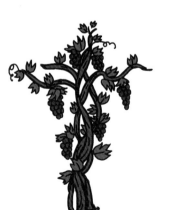
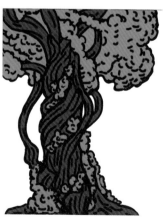

成松弛的韧带能够更有力量。"藤蔓效应"同时可以解释，线材完全降解吸收后，线雕的效果还持续存在很长时间的原因。

医生的手法同样也是至关重要的！并不是单纯"拉上去"这样简单，了解解剖的相对位置以及老化后的解剖组织变化，才能够真正达到拉升、复位的效果。刚才我已经提过：再生胶原蛋白包绕植入的线材，逐渐形成体内需要的"假性韧带"，形成藤蔓效应，让因为衰老造成松弛的韧带能够更有力量。所以，线材埋放的位置和层次就至关重要了。

接下来，我们来探讨一下线材的数量。很多求美者会问，大约要买多少根线啊？的确，通常植入的线材在安全范围内越多，提拉紧致的效果就越明显，维持的时间也越久。但是，也不能盲目地追求靠大量的线材植入或过于频繁的线材植入来取得效果，那样皮肤软组织可能会受损，从而产生适得其反的效果。正确的做法是选择提拉力强，不易"脱扣"的线材，遵循"less is more"的原则，使用少量线材达到最佳提升复位效果。

我们再来探讨下一个影响因素：求美者本身的软组织松垂度和皮肤生理状态。太松弛的皮肤，胶原蛋白流失很厉害的皮肤，垂坠软组织过重的皮肤，在第一次埋线后，都可能出现维持时间不够的问题。这些需要求美者私人定制的方式来做一些设计，有的需要注射一些玻尿酸和胶原蛋白来增加容积量，有的需要加做一些平滑线收紧皮肤，有的需要先做一些软组织的移除，减轻拉提线材的负重，有的需要多次提升复位等。这些联合治疗都有助于增加埋线拉升的维持时间。

最后就是求美者的生活习惯及术后保养。良好的生活方式会让求美者拥有相对较好的脾胃功能，从而拥有坚实的肌肉和紧实的肌肤。合理的术后保养会加强埋线提拉收紧肌肤的效果。

所以一个人埋线提升后能够维持多久的时间，需要考虑多方面的因素。

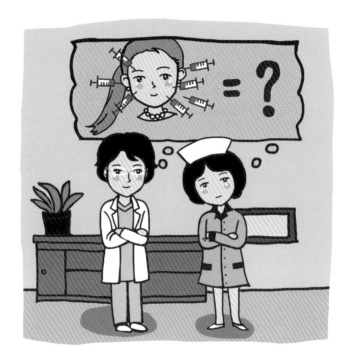

18. 每两年都要重复埋线吗?

面部埋线的提升效果一般可维持1~1.5年，在术后的日常生活中要注意面部保养，这可以让效果维持的时间更长。但为了达到更好的效果，建议做完1年可以进行"查漏补缺"，在某些部位轻度加几根线。如果自己觉得效果满意，并不需要每两年都进行重复埋线，即使皮肤又出现松弛，也是重新自然衰老，在相当长的一段时间里，胶原蛋白依然存在，皮肤也不会比原来更下垂。所以，可以根据自身的需求选择重复埋线的时间。

作者本人不推荐求美者频繁的反复埋线。

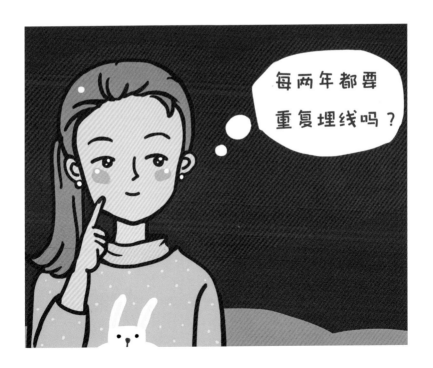

19. 好纠结呀，我希望埋线的效果再长一点儿，对于不可吸收的永久性材质，我有些心动呢，但是不吸收会不会不太安全呀？

很多求美者都很关心安全性的问题，我们现在用的线材是不是可以吸收？目前市面上用的合法有证的线雕线材都是可吸收线材，但是有的标注可吸收，有的是标注的不可吸收。但是大家不要有误区，不是标注不吸收的就是不能吸收，其实它也是缓慢降解的。

在美国和欧洲认证的时候，会很详细写上某个线材是缓慢吸收，哪个线材不吸收，哪个线材是可以多长时间吸收。而在我们中国NMPA（原CFDA国家药品监督管理局）认证的时候就简单地分为2种：一种是可吸收，另一种是不可吸收。它把那种超过6个月以上吸收的线材都列为不可吸收线材。

童龄线采用PA6聚合物材质，维持时间长，张力强度高，可完全水解。因其为惰性线体，所以可同时搭配玻尿酸、自体脂肪填充等项目。

备注：中国NNPA国家食品药品监督管理总局有明文规定：6个月内完全吸收的材质为可吸收线。国外的临床跟论文中显示：PA6材质的降解时间是在24~36个月，3年内可完全吸收降解，是安全的。

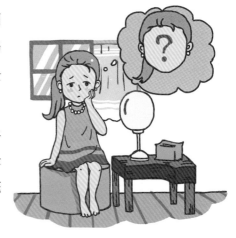

20.我本来想去做埋线提升的，6支玻尿酸打完，脸就提升上去了，太神奇了！这效果比超声刀和热玛吉好多了！

玻尿酸和线材就相当于我们现实生活中的水泥和钢筋，在面部提升中其实是缺一不可的。

单纯的注射玻尿酸，通过增加局部容积的方式可以达到面部提升的效果，但这仅仅是局部年轻化，如果仅注射了中面部，可能中面部呈年轻状态，下面部衰老状态却依然明显，必要时，下面部也要注射玻尿酸。随着时间的推移，玻尿酸逐渐被吸收，面部的松垂会再次出现。

而超声刀和热玛吉都是无创的操作，通过电热效应刺激胶原组织的再生，从而达到面部提升的效果，但这两种方法仅仅适合于轻度面部皮肤松弛的求美者。

对于中重度皮肤松弛的求美者，还是建议进行埋线提升，它可以很好地改善组织的移位，达到提升面部松弛皮肤的作用。

但对于面部消瘦伴皮肤松弛的求美者，埋线不能很好地恢复饱满度，局部衰老的症状不能得到改善。所以，在面部提升时建议联合应用玻尿酸和埋线。

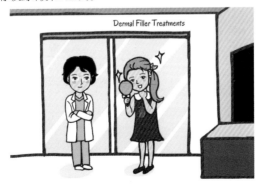

21. 我45岁，很消瘦，上次我去找姜院长埋线，姜院长说我不适合埋线，适合用玻尿酸（乔雅登）来提升，效果超好的，大家想知道为什么吗？

面部的消瘦和皮肤松弛会给人一种衰老的感觉，严重影响正常的社交。为了改善面部的消瘦和皮肤松弛，有很多求美者会盲目地选择单纯的埋线治疗。

虽然局部埋线可以起到一定的填充作用，同时也可以达到提升的效果，但由于皮下组织缺失较多，埋线术后极易出现凹凸不平、线头外露、颧骨过高以及面部变宽等一系列情况。所以很瘦并且皮肤十分松弛的人，做埋线的提拉效果不会很好，可以考虑玻尿酸填充方式。

玻尿酸填充可以将凹陷的地方填充饱满，使面部各个部位容量恢复正常。同时，玻尿酸的填充具有一定的提升作用，可以使松弛的组织恢复到正常的位置。

玻尿酸填充1个月后，如若您还希望加强提升效果，可以再考虑进行埋线提升。

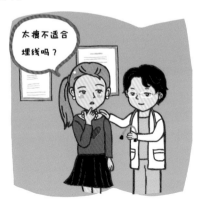

22. 为什么我做完面部线雕提拉后，却不好看？线雕如何配合美学设计？

面部美学标准随着时代的变化一直在变，而自然年轻态却是一直以来大家所执着追求的目标。

所有的整形或者微整形简单点来说都不外乎两个重点——医术与艺术。医术是医生的基础和根本，在医学教育的训练中逐步培养。艺术就含有天生的艺术细胞以及后天的环境接触造就。

近年来有许多的文献资料支持心形脸的美学理念，线雕拉提发展后，"双心美学的概念"也被应用在面部的提升美学。这样的美学设计标准就可以用于与求美者沟通，让求美者知道在做线雕提升之前，是否需要再做一些前置作业，比如：用肉毒毒素瘦脸和用玻尿酸填充太阳穴部分的凹陷等，让拉提之后的脸形更接近双心美学理论。联合治疗才会达到客户的美感需求。

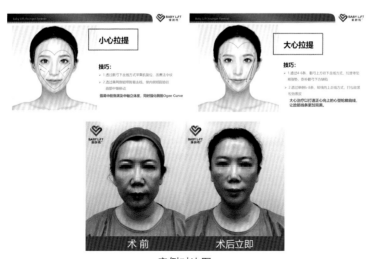

案例对比图

23. 我才25岁，精致漂亮，可是我还是死缠着姜院长帮我埋了线，不仅全脸提升，还有支架隆鼻，你们想听听我的故事吗？

古往今来，爱美之心人人有之，尤其是当今社会，医疗水平的提高，新型材料的出现，可以通过埋线、玻尿酸注射等微创的方式使人变得更加完美。

很多人认为埋线是抗衰老项目，35岁以后做也来得及。然而，我的想法不一样，我是漂亮的主播，我特别怕老，我想青春定格。第一次我去找姜院长时，她拒绝了我。她说："你这么漂亮，又没有松垂，没有必要埋线，最多做做热玛吉抗衰"。可我不肯放弃，又去找她，最终她同意帮我了。早期进行埋线提升可

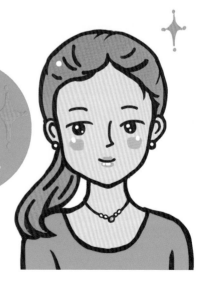

以有效地延缓面部衰老，同时也可以使自己拥有一张理想的脸形。

鼻子位于五官正中央，决定着五官的均衡，是真正彰显一个女人气质、美丽的部位。相对西方人，东方人的五官会比较平坦，不够立体。为了让自己的鼻子和脸形相匹配，又不想承受假体植入手术的痛苦和术后漫长的恢复期，所以我果断地选择了埋线支架隆鼻。它是线材与玻尿酸的强强联合，组成钢筋混凝土一样的牢固结构，可以改变鼻背、鼻尖高度、鼻尖长度，使各个部位按理想的样子定型。而且它的创伤非常小，唯一的伤口在鼻尖——一个针眼。没有恢复期，不影响正常生活和工作。

在此，作者声明，除非职业需要，望广大求美者理智医美。

24.听说线材还可以提胸、提臀、收腹、收蝴蝶袖 blablabla……

以前，埋线提拉乳房只限于乳房轻度下垂且乳房内脂肪和腺体萎缩者。但随着双向倒刺线的诞生，线雕提胸有了新的设计理念，对以往提升效果一般的中重度下垂的乳房也有很好的提升作用，再配上平滑线收紧皮肤，乳房松垂也得到明显的改善。越来越多的求美者埋线术后感到乳房形态满意、手感好。

蝴蝶袖是位于上臂后缘的两片松垮下垂的赘肉，即使是天生丽质的"瘦美眉"也经常会因为这两片软趴趴的肥肉让整个身材显得比较臃肿而苦恼。蝴蝶袖一般单侧需要约100条27G或29G、

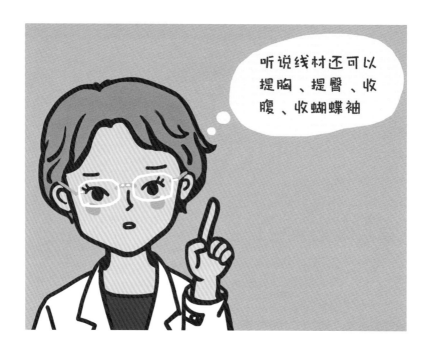

长60mm或50mm的双螺旋线呈向心性埋植或网格状埋植，一次即可见效。但对于松垂比较明显的求美者可能需要多次治疗，间隔9~12个月，如果配合有针对性的体育运动，效果会更好。

腰腹部埋线通常在两个主要层面（脂肪层和皮下层）进行，两个层面的共同作用可以对腰腹部起到很好的塑形效果。线雕治疗腰腹的目的是收紧皮肤、皮下，使皮肤看起来紧致，不会令腰腹部瘦下来很多。加强有针对性的训练才能更有效地去除赘肉。

时下"蜜桃臀"非常流行，那么什么是"蜜桃臀"呢？所谓"蜜桃臀"，就是臀围稍大于腰围，从侧面看臀部与腰部、腿部的连接处曲线明显弯曲，从背面看臀部呈两个完美的圆形，像树上成熟的水蜜桃一样，且臀部向后突起而无下垂，皮肤光滑坚韧富有弹性感。拥有"蜜桃臀"不仅穿泳装时俏丽动人，穿紧身裤、牛仔短裤都可以显出凹凸有致的身材。臀部的提升和乳房的提升用相似的手法，深层次用倒钩线提拉，浅层次以平滑线收紧，术前要做好完美的设计。线雕术后1周内只能进行生活中必要的活动，剧烈运动一定要到术后1个月再开始。特别需要注意的是脂肪过于肥厚的臀部不适合做线雕。

埋线除了可以完成上述部位的提升和紧致，还可以收紧大腿小腿以及私密部位。

25. 鼻梁是越高越好吗？什么样的鼻子又高又真实？阿凡达鼻？哈哈哈……

因为每个人的脸形不同，所以说鼻梁的高低程度也不一样。鼻梁并不是越高越好，要综合考虑性别、气质、面部五官特征、两眼间距、鼻唇距、身材、性格等因素。所以说鼻子需要符合整个面部五官的协调性，只有适合自身的才是最美的。

在解剖学上，有一些角度和数据来衡量什么是完美的鼻形，鼻额角、鼻唇角、鼻子和面部的角度、鼻子宽度、鼻子与面部宽度的比例等都是衡量鼻子的指标。在整个设计过程中，鼻子的高度也需要根据前额的高度来设计，如果额头本身不饱满，鼻子却过高、过挺，反而会将前额显得更加低平，所以，鼻子的高矮要适度。如果想要高挺的鼻子，可以填充额头，以更好地衬托出鼻部和面部整体的和谐、自然之感。不同的脸形所适合的鼻形也不同。

瓜子脸：又称椭圆形脸，是最接近黄金比例的脸形，也被

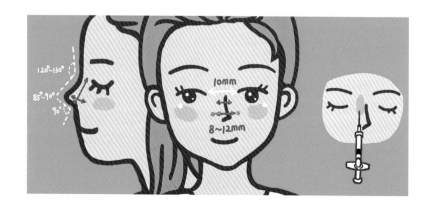

认为是标准脸形。适合这样脸形的鼻子，自然也是传统意义上的"标准"鼻形。它要比圆形脸的鼻子更长、更直，但鼻背要有弧度，鼻唇角大于90°，形成微翘的效果。

圆形脸：圆圆的娃娃脸自带童颜逆龄效果。整个面部线条温润柔和，下巴丰满，所以，鼻子的线条也要保持充分又合理的弧度，翘而不塌，肉而不肥，这样才能与眉眼气质完全融合，与面部五官相辅相成。

方形脸：也是我们平时常说的国字脸。这种脸形的颧骨和下颌角比较发达，面部线条棱角分明。但对于面部扁平、五官偏小的中国人来说，与这种脸形相配的鼻子要高山根，直鼻梁，鼻唇角达到90°左右，只有如此，才能将方形脸霸气的王者风范体现得淋漓尽致。

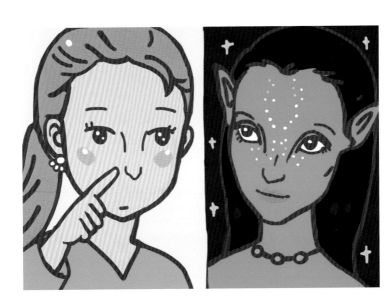

26. 为什么你的鼻子能被人一眼看出来是假的？

鼻子位于五官的正中央，决定着五官的均衡，是真正彰显一个女人的气质、美丽的部位。但如果做出的鼻子与面部的五官不协调，就会让人觉得很假。

很多人都喜欢高挺的鼻子，结果照着整出来后却发现不但没有预期的好看，还被别人评价"太假了，一看就知道是整的"。这是为什么呢？因为很多时候你喜欢的并不一定适合你。高山根适合什么样的人？天生高山根、高鼻梁的人，一般都有立体的眉骨、深邃的眼窝等配套"设施"。所以，面部轮廓立体的人更Hold得住高山根。

在面部美学里有个专业名词叫鼻额角，指的是鼻背与前额的

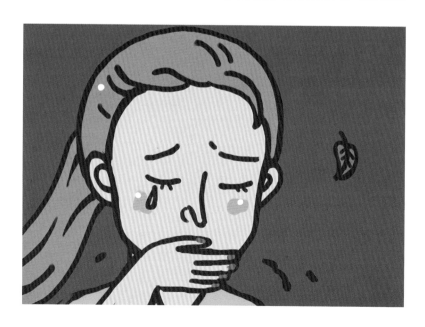

角度，这个角度在135°~140°之间是最自然好看的，这个角度如果过大就会显得不自然。而面部扁平的人如果单纯因为喜欢而忽略了自身条件去垫了过高的山根，将导致鼻额角的角度过大，甚至是接近180°。额头和山根几乎连成一线的鼻子看起来难免会不自然。

无论做什么整形手术，都要结合自身的条件来总体考量。放在别人身上好看的特征未必就适合你。不想被人说整得假，就一定不能忽视了整体协调的重要性。

27.支架隆鼻，自然挺拔，不变宽！

线雕隆鼻是利用特殊设计的可吸收PPDO蛋白线作支架，将其推送入鼻小柱、鼻背等部位，达到延长鼻尖、缩小鼻翼、提升鼻侧影从各个角度增强鼻子立体感的效果。可吸收蛋白线进入体内后会激活胶原蛋白再生，随着线材降解，再生胶原蛋白逐渐替代植入的蛋白线，所以埋线隆鼻是"半永久"的。

线雕隆鼻还有以下优势：

第一，线雕不会透光，不会变宽，随做随走，不需要修复期。

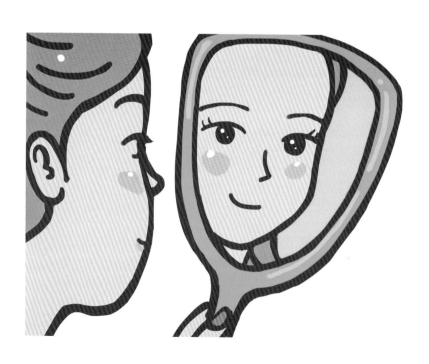

第二，线雕的材料是蛋白线，可被身体完全吸收，同时刺激自体胶原增生，让鼻部条件越来越好。

第三，如果联合乔雅登极致注射，可保持2~3年的假体效果！

虽然讲了很多埋线隆鼻的优势，但我此处要强调一下：埋线隆鼻对医生技术要求很高，医生如果层次、深度、手法不好，线材有穿出的风险。

埋线的线材数量不能太多，一般10~12根足矣。

最后，提醒广大求美者，2年之内尽量不重复进行埋线隆鼻。

28. 玻尿酸隆鼻与支架隆鼻该如何选择？

隆鼻是打玻尿酸好还是埋线好?其实并不存在哪个好这种说法，无论是打玻尿酸还是联合埋线都有其针对性。

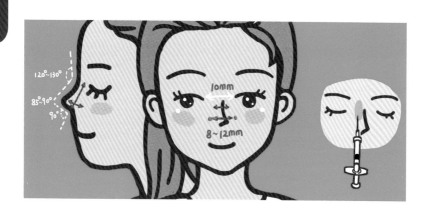

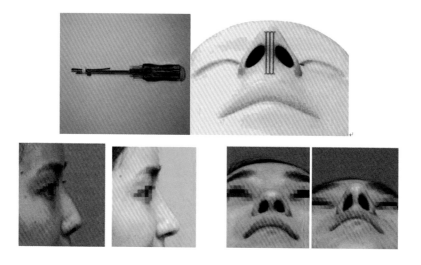

如果您的鼻子只是低一点点，玻尿酸隆鼻是首选。

如果您的鼻梁条件较差，仅仅使用玻尿酸注射是达不到理想效果的，玻尿酸注射的量过多，还容易造成鼻子变宽。因而鼻子条件差的，希望隆鼻后高挺而且不变宽的话，适合做埋线支架隆鼻。另外打玻尿酸垫鼻子只能维持1~2年的时间，埋线隆鼻联合玻尿酸则可以维持2年以上的效果。

如果您的鼻子塌陷严重，且鼻头条件也差，如果能接受手术的话，首选手术植入假体。但一定要选好的手术医生，手术没有回头路。

29. 支架隆鼻是联合使用线材与玻尿酸吗？一个是钢筋一个是水泥？

支架隆鼻是将专用的PDO锯齿线植入鼻子，形成线性支架，从而达到理想的定型效果，联合使用玻尿酸进行填充塑形，使其外观更加流畅。如果单单使用线材将鼻子撑起，就会使鼻梁棱角分明，不柔和、不自然，手感也不好。这就相当于造房子，线材就是钢筋，如果没有水泥将钢筋包裹起来，就不能出现完美的外形。所以支架隆鼻是联合线材与玻尿酸，可以看作是钢筋混凝土。

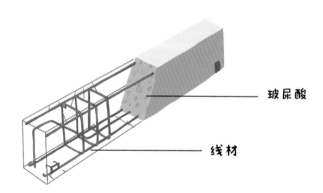

玻尿酸

线材

30.线雕与什么产品联合运用可以达到最好的效果？

每种微整形的产品都有其自身的不可取代性。

玻尿酸可以透过填充增加组织容量，改善局部凹陷，增加韧带支撑力。

肉毒毒素可以放松肌肉，减少肌肉牵拉，继而减少埋线恢复过程中的线材动态移位，有利于埋线后的恢复。

面部过于肥胖的人，也可以先进行减少脂肪量的治疗，减少线材的负重后，再埋线提升复位。

良好的联合运用，会让整个疗程的设计更加符合求美者的需求。

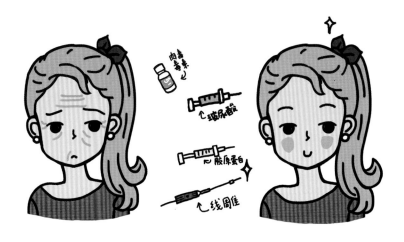

31. 支架隆鼻需要修复期吗？疼吗？

支架隆鼻时会在鼻部注射麻醉剂，注射完麻药后就不会再有痛感，治疗时间为10~30分钟。支架隆鼻术后几乎是不需要恢复时间的，修复期的长短与应用其他填充材料类似，刚做完会有针眼，可能会有瘀青，经过3~7天可以恢复，恢复期可以化妆、正常工作和社交，不影响生活。但特别需要提醒的是，对于每一个人而言，任何手术的恢复都会存在个体差异。平时容易瘀青的爱美女性一定要考虑周全，给自己多留几天休息时间。

疤痕体质的求美者，不推荐线雕隆鼻。

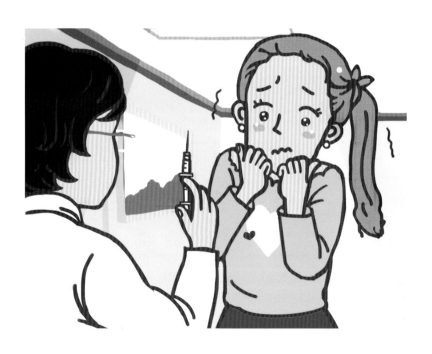

32. 每年春晚都能看到有明星埋完线还没有修复好，就急着出镜了，那些脸上的凹陷是怎么回事？

埋线术后2周内出现面部皮肤凹陷、凹凸不平是正常的，如果1个月后仍有明显的凹凸不平，常见于两种可能：

一是医生在操作的过程中为了长远效果提拉用力过猛，或者因为医生层次把握欠佳，埋"大拉线"层次太浅。

二是求美者没有遵照医生的嘱咐，比如张大嘴、吃硬东西、睡觉时压到刚埋线的地方等。

一旦出现问题，要马上联系治疗的医院，尽快处理。处理一般并不复杂，只需手法复位即可。

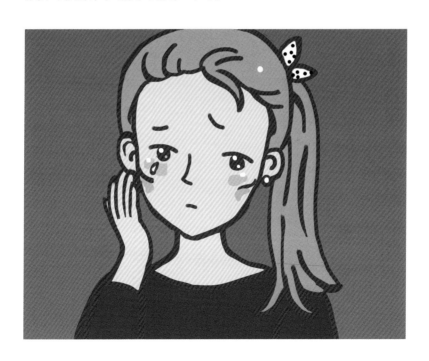

33.埋线常见的副反应?

（1）身体排异：很少一部分人做完线雕后会有排异反应，这一般与线雕提升的线材有很大关系。正规医院使用的是POD线/PPDO线与PA6线，这类材料早已在普外科或骨科作为可吸收线使用了数十年，因此只要无菌操作过关，及时处理早期的一些不良反应，一般很少会出现排异反应。

（2）线体外露：如果在线雕提升的时候没有选择正规的医院，或者由医师操作线雕提升的不规范就会导致线体穿透皮肤的危险，皮肤上或者口腔里露出线头。导致这种危险的原因在于线

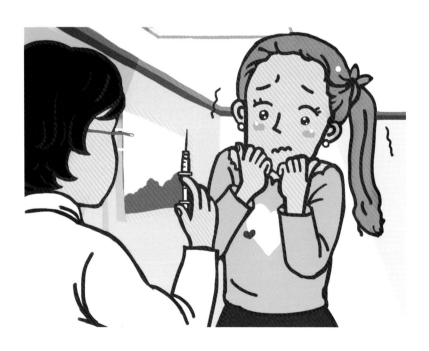

雕提升使用的线体硬度很大，而经验不足的医生没有考虑到皮肤的最佳受力点。一旦发生线体外露需要马上复诊，医生会根据实际情况取线，或剪除线头，并处理伤口。

（3）表情不对称：使用锯齿线做线雕提升可能会出现表情不对称的症状，出现这种情况与受术者本身的表情不对称和线雕之后受术者不能马上适应有关系。表情不对称的症状可能在线雕术完成后立马出现，也可能在数日甚至数月后逐渐明显，在做表情动作的时候可能会更明显，发生概率并不高，部分可以自行修复。

（4）表面不平整：线雕术之后可能出现皮肤表面不平整，有凹凸的现象，这常见于较粗的锯齿线植入术后，皮肤表面出现轻度的不平整是正常现象，是由于埋线的隧道部位与周围组织收缩力不均匀而导致的，一般半个月以后即可逐渐好转，无须进行特殊处理。

（5）局部感染：做线雕提升有可能会导致发生局部感染的副作用，线雕是用非常细的套管针来将提拉线送进面部的，如果线雕使用的材料没有经过严格的消毒处理，进行线雕场所也没有灭菌，"医生"也没有严格按无菌操作，就很有可能导致求美者做完线雕发生感染的症状。感染症状包括发红、刺痒、肿胀等，需要第一时间联系医生进行抗感染处理。

34. 哪些人不适合埋线？

　　线雕不是万能的，太胖的人不行，很瘦并且皮肤十分松弛的人，做埋线的提拉效果也不是很好，还有就是有以下情况的也是不可以进行埋线的：

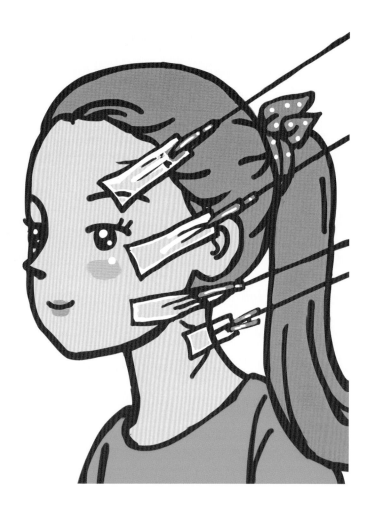

（1）全身或面部有局部的炎症。

（2）免疫功能异常（包括红斑狼疮等免疫性疾病和器官移植、口服免疫抑制剂者）。

（3）血液性疾病等凝血功能异常者、正在服用会影响到血液凝固的药物者。

（4）月经期、孕期或哺乳期。

（5）有过敏体质和疤痕体质的宝宝，要特别注意线材的材质，市场上线材的规格与技术含量良莠不齐，要听从专业医师的推荐。

（6）想做一次就可以变回到18岁，这不是变魔法哟，不可能做一次就能穿越回18岁的。

（7）艾滋病等传染性疾病是注射的禁忌。

35. 埋线后出现瘀青了，多久会消失啊？

皮肤一旦出现瘀青就要10天左右的时间才能恢复到正常。可以外涂喜疗妥加速瘀青的消退。术前、术后几天不饮酒，停食保健品、营养品及活血药物可以减少瘀青发生率。

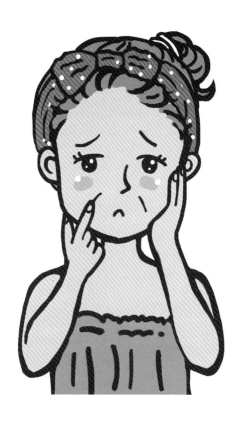

36. 我来例假了，可以埋线吗？

　　月经期是埋线的禁忌证。因为处于月经期，如果进行有创操作，术中极易出血，形成血肿；术后肿胀较明显，并且出现严重的瘀血，影响社交。

　　建议爱美的你推迟几天再做线雕，

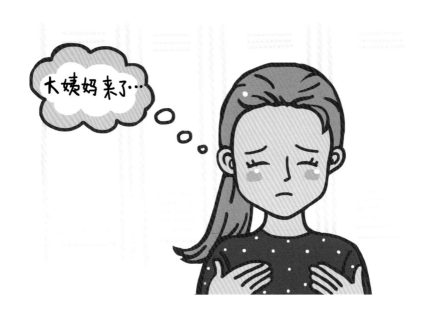

37. 埋线会依赖吗？一旦不埋线了，我会不会变得更老？

不会。

埋线后会在相当长的一段时间里，线材刺激产生的胶原蛋白依然存在。临床中经常遇见这种情况，线雕术后几年再行进针时阻力依然很大。所以说即使不再埋线了，皮肤也不会变得更衰老，只会在此基础上自然衰老而已。

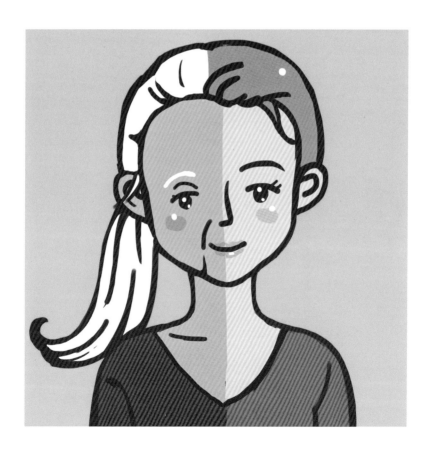

38. 准备怀孕，可以埋线吗？

埋线后是可以怀孕的，因为可吸收线材成分是对身体无害的合成材料，最终在体内降解为CO_2和水而被人体完全代谢。

但是已怀孕的求美者就不建议进行线雕了。因为操作过程中有疼痛刺激，术后还会由于身体的不同状况可能发生诸如过敏等不可预知的并发症或其他情况。这些情况一旦出现又不能乱用药物，以免影响胎儿发育。

备孕是线雕的相对禁忌证。

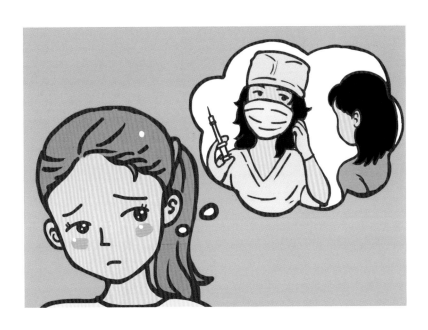

39.感冒了，可以埋线吗？

感冒并不是埋线提升的绝对禁忌证。但在感冒的情况下，医生都不建议进行有创的埋线提升治疗。因为无论是何种感冒，都会引起求美者免疫功能下降，抗感染能力也随之变弱，术后极易发生感染，延迟伤口的愈合。

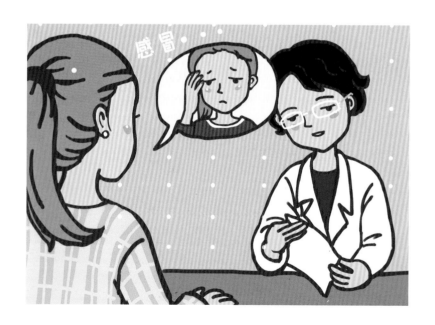

40. 埋线完可以看牙医吗？洁牙可以吗？要张大嘴巴，有点害怕呢……

近年来，随着口腔健康的普及，有些求美者会做洁牙项目，我们有遇到求美者埋线术后做口腔治疗而导致一些不良反应发生的情况，比如线体断裂、线体滑脱或穿出等问题。

那线雕后是否可以看牙医呢？针对有做中下面部提升及悬吊的求美者，建议线雕术后1个月内不要进行洁牙等项目。

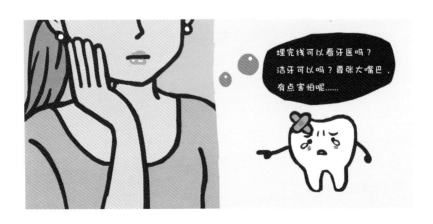

41. 埋线之后多久可以洗脸化妆啊？该如何洗脸？有没有可以辅助修复的护肤产品，推荐一下啊。

埋线提升虽然是一种微创的手术治疗，但仍然在皮肤表面留下针孔大小的伤口。术后当天需保持清洁干燥不洗脸。一般小针眼4~6小时闭合，大的针眼医生会用"针眼贴"一种类似"痘痘贴"的无菌水胶体敷料贴住。在有"针眼贴"保护下第二天就可轻柔地洁面了。

术后2周内禁止去角质、禁止去美容院做面部护理。埋线后1周内的面膜请选择"械"字号的无菌面膜，如"玑愈"等专业微整形后专用面膜。

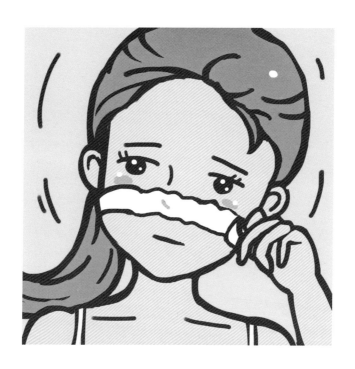

MEDATURE将科学和天然做了完美的融合，在享誉世界的皮肤科博士与科研专家——褒曼博士的亲测实证下，采用了世界各地顶尖的成分和技术，在具备科学权威的基础上，MEDATURE把护肤流程数字化，更精准地针对肌肤问题给出有医学基础的治疗方案，让护肤更高效、更安全。在医美术后给肌肤提供全方位的呵护与修复。

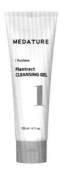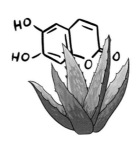

MEDATURE洁面凝胶1号

微整形的术后护理尤为重要，此时肌肤表面存在一些微小创口或不同程度的损伤，较为敏感脆弱，日常使用的护肤产品会有刺激肌肤的风险，我们需要选择安全且具备优秀清洁能力的洁面产品。MEDATURE这款洁面凝胶含有的马齿苋成分能呵护舒缓肌肤，且有消炎镇定、杀菌的功效，推荐求美者在微整形术后使用。而且它采用两性表活剂和葡糖苷结合，与普通氨基酸洁面相比，在保证清洁力的同时更加安全，即使皮肤表面有微小创口或敏感的肌肤，都可以安心使用。

早晚取适量洁面剂，在手中加水揉搓出泡沫后即可清洁面部肌肤。

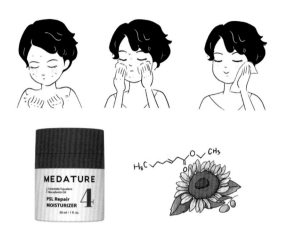

MEDATURE修润霜4号

术后3～5天甚至更长的恢复期是最难熬的，要缩短微整形手术的恢复期建议使用含有修复成分的面霜，这款面霜近90%匹配人体皮脂结构（含天然神经酰胺、大豆提取胆甾醇、游离脂肪酸），脂溶性成分更容易被肌肤吸收。肌肤出现红肿、伤口不适等情况时可在洁面后将面霜厚敷于面部，一日2～3次。临床实验证明，使用该面霜可加速伤口愈合，修复创口，改善水肿，早日摆脱"水肿脸"的恢复期。乳霜质地好，吸收不油腻，厚敷也不会引发肌肤过敏等不舒适的症状。

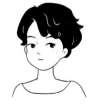
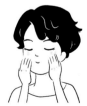